Theresia Maria de Jong / Ilka-Maria Thurmann
Willkommen im Leben!

W0191331

Theresia Maria de Jong /
Ilka-Maria Thurmann

Willkommen im Leben!

Kinderwunsch und der bewusste Weg zur Elternschaft

Mit einem Vorwort von
Dr. Rupert Linder

Patmos

Bibliografische Information der Deutschen Nationalbibliothek

Die Deutsche Nationalbibliothek verzeichnet diese Publikation
in der Deutschen Nationalbibliografie; detaillierte bibliografische Daten
sind im Internet über http://dnb.d-nb.de abrufbar.

© 2008 Patmos Verlag GmbH & Co. KG, Düsseldorf
Umschlagmotiv: getty images / BLOOMimage
Umschlaggestaltung: init . Büro für Gestaltung, Bielefeld
Alle Rechte vorbehalten.
Printed in Germany
ISBN 978-3-491-40130-3
www.patmos.de

Inhalt

Vorwort

Es ist erst eineinhalb Generationen her, dass Konrad Adenauer in den Fünfzigerjahren gesagt hat: »Kinder kommen einfach.« Mehr als fünfundvierzig Jahre Pille und andere zuverlässige Verhütungsmittel haben die Situation für Frauen und Familien in vielen Ländern verändert. Sich über einen längeren Zeitraum gegen Kinder zu entscheiden, ist normal geworden. Viele Unterrichtseinheiten, Berufsgruppen und Organisationen beschäftigen sich ausführlich mit Sexualität ohne Kinderwunsch oder später Familienplanung.

In diesem Buch stellen zwei ausgewiesene Fachfrauen die andere Seite desselben Themas dar: die drängende Sehnsucht nach einem eigenen Kind.

Anders als viele Ratgeber, die sich auf die körperlichen und medizinischen Möglichkeiten beschränken, spannen Theresia Maria de Jong und Ilka-Maria Thurmann einen weiten Bogen: Zunächst gehen sie einfühlsam auf die Situation werdender Eltern vor dem Hintergrund deren eigener Prägungen ein. Anschließend beschreiben sie die seelische und spirituelle Dimension einer Schwangerschaft. Prä- und Perinatalpsychologen haben in den vergangenen Jahrzehnten gezeigt, dass die Erfahrungen, die wir als Embryo und Fetus machen, tief in uns gespeichert sind. Sie können sich in Träumen, Körpergefühlen und Grundstimmungen ausdrücken. Als solche entfalten sie insgesamt in einer Gesellschaft auch soziale Wirksamkeit.

Wenn wir uns Fragen zum Übergang vom und zum irdischen Leben stellen, liegen Überlegungen zur Spiritualität nahe. Jeder Mensch hat individuelle Vorstellungen von Glauben – so entwerfen auch die Autorinnen ein offenes und vielfältiges Bild von diesem Aspekt.

Im dritten Teil des Buches schildern sie eine Vielzahl von Möglichkeiten, sich allein oder mit fachkundiger Hilfe auf die besondere Zeit der Schwangerschaft vorzubereiten. Diese Reise in das tiefste Innere kann spannender sein und länger dauern, als den Nordpol oder den Mount Everest zu erkunden. Sie beinhaltet die Erfahrung der Liebe zwischen drei Menschen. Während einer Schwangerschaft erinnern sich alle Eltern – häufig unbewusst – an ihre eigene Embryonal- und Fetalzeit. Wenn werdende Mütter diese Erfahrung mit anderen Menschen teilen, können Verletzungen heilen, »aus Wunden Perlen werden« und sich neue Lebensperspektiven eröffnen.

Die Thesen der Autorinnen decken sich mit den Erfahrungen anderer: Auf einer Tagung der Internationalen Studiengemeinschaft für Prä- und Perinatale Psychologie und Medizin (ISPPM) 2007 wurde deutlich, dass die Fragen, wie sich Schwangere fühlen, welche Erkenntnisse mittlerweile aus Therapien gewonnen worden sind und wie Schwangerschaft in verschiedenen Kulturkreisen bewertet wird, für werdende Mütter und ihre Kinder von großer Bedeutung sind. Schon länger ist bekannt, dass Schwangerschaften in verständnisvoller und anteilnehmender Umgebung besser, sicherer und mit weniger künstlichen Eingriffen verlaufen.

Theresia Maria de Jong und Ilka-Maria Thurmann helfen Paaren, die sich ein Kind wünschen, sich auf diese Zeit vorzubereiten. Sie werben um Verständnis für ›innere Saboteure‹ und erklären die Weisheit des Körpers. Die genaue Schilderung dieser frühen emotionalen Erfahrungen in gut lesbarer und flüssiger Form ist für Laien und Fachleute gleichermaßen bereichernd. Das ist das große Verdienst der beiden Autorinnen.

Dr. Rupert Linder
Präsident der Internationalen Studiengemeinschaft
für Prä- und Perinatale Psychologie und Medizin

Kinder lassen sich nicht machen!

Der Mensch ist mehr als nur sein Körper. Dieser Gedanke ist inzwischen weitgehend akzeptiert. Dass die Seele unsere Gefühle und unseren Körper beeinflusst und umgekehrt, ist ebenfalls vielen Menschen bewusst. Deshalb ist es umso erstaunlicher, dass die geistigen, seelischen und religiös-spirituellen Aspekte oft vergessen werden, wenn es darum geht, kinderlosen Paaren zu helfen. Bei der »Erschaffung« eines Kindes gehört die Seele dazu. Deshalb sind Therapien, die sich darauf beschränken, dass der Körper funktioniert, oft erfolglos. Wir täten gut daran, die Geschichte und die Lebensumstände der beiden Menschen mit dem Kinderwunsch zu berücksichtigen.

Kinder lassen sich nicht machen. Selbst in einer Welt, in der alles machbar erscheint, gibt es Grenzen. Wir können Kinder trotz aller Medizintechnik nicht ins Leben zwingen. Wenn wir es doch tun, können die Folgen die Eltern unvorbereitet treffen, vor allem wenn sie selbst innerlich noch heilen müssen. Vielleicht müssen sie Ambivalenzen klären oder ihrem Wunsch nach einem Kind praktisches und spirituelles Handeln im Alltag folgen lassen? Vielleicht müssen sie auch frühere Ereignisse verarbeiten, damit sie sich einer Empfängnis öffnen können.

Denn Schwangerwerden ist ein Prozess. Wer neugierig und offen ist, wird sich dabei seiner selbst bewusster. Kinder lernen von ihren Eltern, aber Eltern lernen ebenso von ihren Kindern – auch vor der Geburt. Warum sollte dies nicht für die Zeit vor der Empfängnis gelten? So gesehen kann eine Schwangerschaft, die sich zunächst nicht einstellt, viel bewirken. Die zukünftigen Eltern lernen, was sie tun können, um das Nest zu bereiten. Kinder brauchen Klarheit, um zu kommen. Vielleicht müssen Eltern zuerst hinderliche Gewohnheiten aufgeben? Womöglich lehren Kinder ihre Eltern genau dies, bevor sie sich empfangen lassen. Die Heilpraktikerin Michaela Röder-Bassenge lässt diese Überlegungen mit großem Erfolg in ihre Arbeit mit Kinderwunschpatienten einfließen. Mehr zu ihrer Arbeit lesen Sie am Ende des Buches.

In der gängigen Kinderwunschliteratur werden die biologischen Abläufe ausgiebig erläutert, die im Körper einer Frau »stimmen« müssen, damit sie schwanger werden kann. Dies führt dazu, dass Frauen sich kontrollieren und mit anderen vergleichen. Doch bei einem Kinderwunsch hilft Kontrolle nicht weiter. Wichtig ist, sich zu öffnen und die Dinge geschehen zu lassen; Vertrauen in den eigenen Körper und seine gesunden Kräfte zu entwickeln; sich von Hoffnung tragen zu lassen und zu wissen: Es wird gut. Dazu gehört auch, zu akzeptieren, dass wir nicht allein bestimmen können, ob ein Kind zu uns kommt.

Deshalb werden wir die künstliche Befruchtung in diesem Buch ausführlich besprechen. Wir werden darstellen, wie sich die Reproduktionsmedizin auf die Gesundheit von Frauen und auf die Paarbeziehung auswirkt, und welche psychischen Folgen – auch bei den Kindern – auftreten können.

Alle Menschen sind in eine universelle Energie eingebunden. Diese Energie trägt uns, auch wenn sich uns ihr Sinn nicht sofort erschließt. Mit dieser Lebenskraft in Kontakt zu kommen, kann uns glücklich und zufrieden machen, selbst wenn die äußeren Umstände nicht so sind, wie wir sie uns wünschen. Das Erstaunliche ist: Sobald wir unser Leben so, wie es ist, angenommen haben, lösen sich »innere Knoten«, und der große Wunsch kann doch noch in Erfüllung gehen. Doch auch wenn dies nicht der Fall ist, wird das Wissen darum, dass wir in etwas Größeres eingebunden sind, unsere Sicht verändern und das Scheitern erträglicher machen. Die universelle Lebensenergie zu spüren bedeutet, Kontakt zu dem ungezeugten Wunschkind zu suchen. Wenn wir unserer Spiritualität eine Chance geben, kann sich vieles lösen und geklärt werden.

Dieses Buch lädt ein, sich vor der Schwangerschaft selbst kennen zu lernen. Es hilft, sich über Bedürfnisse und Wünsche klar zu werden und unbewusste Blockaden zu lösen. Es fordert künftige Eltern auf, sich damit auseinanderzusetzen, welche kulturellen Umstände den Weg zum Kind erschweren. Tief verankerte Prägungen ans Licht zu holen, kann bedeuten, sich bewusst für oder gegen ein Kind zu entscheiden.

Wir möchten dazu beitragen, Frauen und Männer für die geistige Verbindung zwischen Kindern und ihren Eltern zu sensibilisieren. Diese Verbindung beginnt bereits lange vor der Empfängnis. Elternschaft fängt bei der eigenen Geschichte an, bei der eigenen inneren Heilung und in der psychologischen Vorbereitung auf die Schwangerschaft. Hilfen, die bei den Eltern selbst ansetzen, unterstützen darin, eigenverantwortlich zu handeln, und können neue Räume öffnen. Wir wollen diese Prozesse anregen und begleiten. Denn wir halten es für wichtig, in der Kinderwunschdebatte umzudenken und einen Perspektivwandel einzuleiten.

Wir haben dieses Buch gemeinsam geschrieben, weil wir in sich ergänzenden Bereichen arbeiten und deshalb Wissen aus unterschiedlichen Perspektiven zusammentragen können. Die Beispiele aus der therapeutischen Praxis hat Ilka-Maria Thurmann eingebracht. Theresia Maria de Jong beobachtet die Entwicklungen in der Reproduktionsmedizin und der Kinderwunschdebatte seit Jahren als Fachjournalistin. In diesem Buch fließen daher Praxis und theoretische Expertise harmonisch zusammen.

Theresia Maria de Jong und Ilka-Maria Thurmann

I. Was Elternsein heute bedeutet

Mutterschaft

Der Mutter-Mythos ist in unserer Gesellschaft immer noch heilig und über alle Zweifel erhaben, auch wenn er in den letzten Jahrzehnten Risse bekommen hat. Das Ansehen einer »Nur«-Mutter ist gering. Erfolgreiche Frauen machen Karriere *und* haben Kinder. In dieser Reihenfolge. Jedenfalls ist das die subtile Botschaft. Ein Beispiel ist die auf Partys gern gestellte Frage: »Und was machen Sie beruflich?« Die Antwort: »Ich kümmere mich um meine Kinder«, wird meist mit hochgezogenen Augenbrauen quittiert. Der Zusatz: »Natürlich nur vorübergehend. Eigentlich bin ich ja …«, beruhigt den Gesprächspartner, und die Konversation kann weiterfließen. Es ist in unserer Gesellschaft keine erstrebenswerte Aufgabe mehr, sich »nur« um Kinder – zumal um die eigenen – zu kümmern. Als sei dies nicht erfüllend genug. Als verdummten Frauen dadurch langsam aber sicher.

Und trotzdem: Implizit wird Mutterschaft für Frauen vorausgesetzt. Eine kinderlose Frau wird noch immer schief angesehen. Sie muss sich erklären und rechtfertigen. Oder ihr wird unterstellt, dass sie ihre Karriere vorziehe. Die Weiblichkeit einer kinderlosen Frau wird oft subtil infrage gestellt.

Eine »richtige Frau« ist Mutter

Eine westliche weibliche Durchschnittsbiografie verlangt eigene Kinder. Frauen, die sich bewusst gegen eigene Kinder entschieden haben, und denen es dabei bestens geht, haben ein großes Problem: Niemand glaubt ihnen, dass sie tatsächlich nichts vermissen. Eine Frau, die sich keine Kinder wünscht, gilt als unnatürlich. Hinter den betont beiläufigen Bemerkungen nach ihrem mangelnden Kinderwunsch steckt im Grunde die Frage: Was stimmt nicht mit dir? Was hast du Schreckliches erlebt, dass du keine Kinder willst?

Für Frauen ist die Mutterrolle mit höchstem Symbolcharakter behaftet. Mütterlichkeit und Weiblichkeit sind in unserer patriarchal geprägten Gesellschaft eng miteinander verknüpft, in vielen Fällen sogar identisch. Für Karrierefrauen, deren Weiblichkeit oft aufgrund ihres beruflichen Erfolgs infrage gestellt wird, kann es sehr schmerzhaft sein, wenn sie vergeblich versuchen, schwanger zu werden. Welch bessere Gelegenheit hätte es gegeben, der Umwelt zu beweisen, dass sie auch als Frauen »funktionieren«? Nicht auf Anhieb schwanger zu werden, wird als persönliche Niederlage erlebt. Gerade für erfolgsverwöhnte Frauen ist es ein schwerer Schlag, wenn ihre Bemühungen um eine Schwangerschaft nicht mit einem zufriedenstellenden Ergebnis gekrönt werden, obwohl sie alles »richtig« und zum passenden Zeitpunkt machen.

Frauen erleben diese Kränkung stärker als Männer, steht doch – unausgesprochen – ihre Identität als Frau mit auf dem Spiel. Männlichkeit hingegen definiert sich nicht primär über die Vaterschaft. Ein Mann ohne Kind bleibt immer noch ein Mann. Eine Frau ohne Kind ist eine bedenkliche Erscheinung. Gewiss ist auch für einen Mann eine gut funktionierende Familie im Rücken ein Pluspunkt für den Aufstieg in Richtung Führungsspitze – aber es geht auch ohne. Für Frauen im Berufsleben ist die Familie im Rücken dagegen wie ein schwerer Rucksack auf einer anstrengenden Bergtour. Dennoch ist für die meisten Frauen ein Leben ohne eigene Kinder undenkbar. Yve Stöbel-Richter von der Universität Leipzig stellte bei einer Untersuchung fest, dass für Frauen, im Unterschied zu Männern, der Kinderwunsch stärker emotional besetzt ist. Frauen sind eher bereit, persönliche Einschränkungen zu akzeptieren. Sie betrachten Kinder stärker als zum Leben gehörig. Kinder zu haben, ist für sie wichtiger, um sozial geachtet zu werden, als für Männer. Männer ohne Kinder umweht nicht selten ein »Hauch von Abenteuer und Freiheit«, wie die Journalistin und Autorin Dorothee Schmitz-Köster beobachtete: »Selbst der ewig unbeweibte Mann, den man früher so schön ›Hagestolz‹ nannte, gilt nicht als unmännlicher Mann, der seine Männlichkeit nicht unter Beweis gestellt hat. Ganz im Gegensatz zu seinem Pendant, der alten Jungfer, die keinen abbekommen hat und deshalb irgendwie keine richtige Frau ist. Der alte Kauz wird zwar auch belächelt, aber die Urteile über ihn gehen nicht derart unter die sprichwörtliche Gürtellinie wie bei Frauen.« Yve Stöbel-Richter fand heraus, dass Personen, die sich in ihrer Umwelt wenig integriert haben und sich belastet fühlen, häufig einen ambivalenten Kinderwunsch haben: »Sie wünschen sich ein Kind, um emotionale Wünsche zu erfüllen und sozial anerkannt zu werden, fürchten aber gleichzeitig die dadurch entstehenden Einschränkungen, sehen die Zukunft eher pessimistisch und fühlen sich durch die gesellschaftlichen Bedingungen wenig unterstützt«, bilanziert Stöbel-Richter. Gewiss leiden auch Männer, wenn sie keine Kinder zeugen können. Das Bedürfnis, das Familiengeschlecht – und wenn möglich auch den Familiennamen – weiterzuführen, spielt eine Rolle. Ein Kind ist ein Stück Unsterblichkeit.

Der Mythos, Mutterschaft adele jede Frau gleich welcher Herkunft und Ausbildung, wird von Biologen, Psychologen, Kirchenmännern, Politikern und auch Medizinern fleißig am Leben erhalten. Vertreter vieler Disziplinen tragen ihr Scherflein dazu bei, dass kinderlose Frauen weiterhin argwöhnisch beäugt werden.

Für die Biologen verstoßen kinderlose Frauen gegen den Fortpflanzungstrieb – und damit gegen die Natur. Psychologen halten den Kinderwunsch einer Frau für »gesund«. Allerdings wird Frauen bisweilen auch ein »ungesunder« Kinderwunsch attestiert. Nach Sigmund Freud ersetzt die Frau ihren Penisneid durch den Wunsch nach einem Kind. Frauen, die keine Sehnsucht nach eigenen Kindern verspüren, werden in der älteren psychologischen Literatur als unreife, regressive und unvollständige Persönlichkeiten beschrieben. Die bewusst kinderlose Frau wird als Ausnahme, ja Abweichung von der Norm dargestellt. Die Psychoanalytikerin Helene Deutsch schrieb

1944 in ihrem Buch über die Psychologie der Frau:»Das Weiblichste an einem Weibe ist der Wunsch nach einem Kinde«.

Kirchenvertreter stehen der Frau traditionell mit einer gehörigen Portion Skepsis gegenüber. Eva, die durch ihre Verführungskünste den Mann mit sich aus dem Paradies riss, hat nun zur Strafe die vornehme Pflicht, unter Schmerzen Kinder zu gebären. Noch bis vor Kurzem begründete die katholische Kirche ihre Ablehnung der Pille damit, dass jeder Geschlechtsakt zwischen Mann und Frau generell zum Ziel haben müsse, Kinder zu zeugen. Sex aus Spaß und Leidenschaft gehöre sich nicht.

Martin Luther sah die Kinderfrage pragmatisch:»Kleyn-Kinderscheisse ist der beste Kitt für Weiberthreu.« Er meinte – und damit dürfte er bis heute nicht allein stehen –, Frauen seien zur Mutterschaft bestimmt:»Denn eyn Weibsbild ist nicht geschaffen, Jungfrau tzu seyn, sondern Kinder zu tragen … Ob sie sich aber auch müde oder zulezt todt tragen, das schadt nicht, laß nur todt tragen, sie sind darum da.«

Politiker haben vorrangig die Bevölkerungsstatistik im Kopf. Die schwindende Zeugungsfreude in den Industrienationen erfüllt sie mit tiefer Besorgnis.»Wie wollen wir bei der Geburtenrate von heute in fünfundzwanzig Jahren unsere Nato-Verpflichtung erfüllen?«, grübelte Helmut Kohl bereits im Jahre 1982. Die Überalterung der Gesellschaft ist ein Fakt. Kinder zu kriegen und das Gemeinwohl werden noch immer eng verknüpft, wenn es zum Beispiel um die Sicherung der Renten geht. Wer keine Kinder in die Welt setzt, muss sich Vorwürfe bis hin zur Beschimpfung als»Schmarotzer« gefallen lassen. In den USA haben bewusst kinderlose Paare bereits zum Gegenangriff geblasen. Sie kleben sich Sticker auf ihren Porsche, Mercedes oder BMW mit dem Aufdruck T.H.I.N.K.E.R.: *Two Healthy Incomes, No Kids, Early Retirement* (zwei gute Einkommen, keine Kinder, frühe Berentung).

Die Frage, ob eine Frau Mutter wird, entpuppt sich als Frage der Staatsraison und wird der Privatsphäre entzogen. Reproduktionsmedizinische Interventionen werden zur wirtschaftlich förderungswürdigen Angelegenheit erhoben. Forschungsgelder fließen üppig unter

17

der Flagge des guten Zwecks. Damit wird nicht nur die Frau ihrer »natürlichen« Bestimmung zugeführt, sondern auch die Bevölkerungsstatistik soll günstig beeinflusst werden. Doch aufgrund der geringen Erfolge der bisherigen Methoden bleibt dies ein vermessener Wunsch. Zudem gibt Psychologieprofessor Elmar Brähler zu bedenken, dass der vorschnelle Einsatz reproduktionsmedizinischer Maßnahmen der Erfüllung eines Kinderwunsches sogar entgegenstehen kann: »Man sollte an spontaner Zeugung festhalten, da sonst die Geburtenzahl noch weiter zurückgeht«, so der Wissenschaftler. Die Reproduktionsmedizin ist nur zu einem Prozent am Bevölkerungswachstum beteiligt. Öffentliche Fördergelder sollten sinnvoller zur Verbesserung der sozialen Bedingungen – wie etwa Betreuungsplätze für Kinder oder flexible Arbeitszeiten – eingesetzt werden.

Doch Mediziner wissen längst: Mit dem Kinderwunsch lässt sich gut verdienen. Allein in den USA beträgt der Jahresumsatz der Zeugungsindustrie zwei Milliarden Dollar. Dabei steht der große Durchbruch noch bevor, wenn nämlich auch fruchtbare Frauen verstärkt auf das Reagenzglas zurückgreifen. Unfruchtbarkeit soll nach Vorstellung der Reproduktionsmediziner in Zukunft nur eine von mehreren Möglichkeiten sein, weshalb Paare sich für eine künstliche Befruchtung entscheiden.

In den Vordergrund ihrer Bemühungen stellen die Mediziner »das Recht der Frau« auf ein gesundes Kind. Und so nutzen sie jede medizinisch mögliche Technologie, Kinder »zu machen«. Reproduktionskliniken produzieren Werbevideos, mit denen Frauen dazu gebracht werden sollen, sich künstlich befruchten zu lassen. Ein Video der Deutschen Klinik für Fortpflanzungsmedizin beginnt wie eine Reklame für Margarine oder Waschmittel: Glückliche Familien mit lachenden Kindern sitzen auf einer grünen Wiese beim Picknick und haben Spaß miteinander. Zufriedene Mütter schieben Kinderwagen und Buggys durch eine romantische Altstadt. Kaum ein Klischee wird ausgelassen. Dann huschen hoffnungslose, weil kinderlose Frauen mit leerem Blick und traurig gesenktem Kopf über den Bildschirm. Die vormals fröhliche Musik im Stil von Langnese- oder Coca-Cola-Werbung weicht getragenen und melancholischen Melodien. Doch zum Glück naht die Rettung, und das Happyend wird greifbar: Die Deutsche Klinik für Fortpflanzungsmedizin mit ihrem hervorragend geschulten Personal und dem Ambiente eines Fünf-Sterne-Hotels macht den Traum wahr. Hoffnungsvolle Patientinnen nebst Partnern durchlaufen begleitet von gütig lächelnden Ärzten und Betreuerinnen medizinische Hightech-Behandlungen. Zwischendurch bleibt genügend Zeit für eine Runde Golf oder einen Spaziergang durch die fruchtbare Hügellandschaft. Sollte es trotz allem nicht funktionieren, ist die Natur – und damit implizit die Frau – schuld, denn die Ärzte haben ihr Mögliches getan. Kein Wort fällt über die beträchtlichen Risiken und Nebenwirkungen. Das Video wurde bundesweit in Tageszeitungen annonciert. Wer es sich schicken ließ, wurde einige Wochen später von freundlichen Mitarbeiterinnen angerufen und – ähnlich wie beim Kauf exklusiver Eigentumswohnungen auf Mallorca – zu einem kostenlosen Informationsgespräch eingeladen. Unter der wachsenden Anzahl an Reproduktionszentren ist ein regelrechter Wettbewerb um Patientinnen entbrannt. Reproduktionsmediziner haben erkannt, dass sie ihr Serviceangebot professionell vermarkten müssen. Auf Internetseiten, in Werbeanzeigen und in PR-Artikeln versuchen sie, ihren individuellen Ansatz möglichst positiv zur Geltung zu bringen. Insbesondere die so genannten »weichen« Methoden der Öffentlichkeitsarbeit werden erfolgreich umgesetzt. Reproduktionsmediziner präsentieren sich mit Vorliebe auf Symposien, die vordergründig einen kritischen Unterton haben. Im Titel der Veranstaltung mag das Stichwort »Risiken« auftauchen, doch tatsächlich entpuppt sich so ein Vortrag oft als reine PR-Veranstaltung.

Reproduktionsmediziner bieten sich als Experten für Interviews in Zeitungen, Radio und Fernsehen an. Ärzte lassen sich von Marketingspezialisten beraten, weil sie wissen, wie wichtig die erfolgreiche Darstellung in der Öffentlichkeit ist. Sie kann den Unterschied machen zwischen einer blühenden Praxis und einer, die am Existenzminimum vor sich hin kränkelt. Besonders kreativ ist es, Selbsthilfegruppen zu unterstützen. Durch Sponsoring, Newsletter und Informationsabende können Reproduktionsmediziner demonstrieren, wie sehr ihnen das Wohl ihrer Patientinnen am Herzen liegt. Patientinnen, die sich in Internet-Chats über ihre – meist fehlgeschlagenen – Versuche austauschen, animieren sich in Selbsthilfegruppen gegenseitig zum Durchhalten. Momentanes Scheitern gehört dazu, und die Botschaft lautet: Weitermachen, bis es klappt.

Wir dürfen zumindest daran zweifeln, dass es den Medizinern tatsächlich hauptsächlich um das Wohl der Frauen geht. Frauen ohne Kinder werden von Ärzten mit dem diskriminierenden Terminus »Nullipara« belegt. Abgeleitet vom lateinischen Wort »nulla« heißt dies so viel wie »leer«, »nutzlos«, »nichts« oder eben »Null«. Schwangere Frauen werden als »fötales Umfeld« tituliert. Bis vor kurzem gab es gynäkologische Fachtagungen, in denen das Wort »Frau« nicht einmal auftauchte. Frauen wurden dort als Sectio, Uterus oder Hysterektomie umschrieben.

Ein Blick auf die Entwicklung reproduktionsmedizinischer Methoden zeigt, dass die Forschung zunächst nicht dazu diente, Frauen schwanger zu machen. Lange Zeit ging es nur um den »Eierklau«, wie Gena Corea in ihrem Klassiker *MutterMaschine* beschreibt. Von den Vierziger- bis in die Siebzigerjahre wurden Frauen bei gynäkologischen Operationen ungefragt Eizellen entnommen, um die Reproduktionsmedizin voranzutreiben. Viele der unnötig durchgeführten Gebärmutter- oder Eierstockentfernungen erscheinen dadurch in einem anderen Licht. Auch die Mutter von Louise Brown, dem ersten außerhalb des weiblichen Körpers gezeugten Baby (1978), nahm ohne ihr Wissen an einem Experiment teil. Sie hatte keine Ahnung, dass dieses Verfahren noch nie geklappt hatte. Vielmehr ließ man sie in dem Glauben, die Behandlung sei eine etablierte Therapie, die schon Hunderte von Babys erzeugt habe. Nach Louises Geburt waren selbst Kollegen des behandelnden Arztes, Robert Edwards, entsetzt. Bis zu diesem Zeitpunkt hatte es noch nicht einmal Versuche mit Affen gegeben. Das Verfahren hatte bislang lediglich bei Hamstern funktioniert.

Edwards nächste Patientin hatte einen Abgang, da das Kind 69 Chromosomen anstelle von 46 in sich trug. Eine weitere Patientin erlitt eine Frühgeburt nach der zwanzigsten Woche. Auch die folgende Patientin hatte kein Glück. Ihre Eileiterschwangerschaft musste chirurgisch beendet werden. Obwohl das Verfahren alles andere als ausgereift war und sich nach wie vor im Experimentierstadium befand, stürzten sich Hunderte Gynäkologen auf das neue Berufsfeld. Auf einer der weltweit ersten Konferenzen zum Thema In-vitro-Fertilisation (IVF) in Kiel, erläuterte der Veterinär Dr. Richard Seed aus Chicago ein Verfahren, das er von Kühen auf Menschen übertragen wollte: die künstliche Embryonation. Bei dem Verfahren wird eine fruchtbare Frau mit dem Samen des Ehemannes einer unfruchtbaren Frau geschwängert. Nach vier bis fünf Tagen wird ihr der Embryo aus der Gebärmutter gespült und der unfruchtbaren Frau eingesetzt. Optimistisch verwies Seed auf seine sieben Jahre Erfahrung in der Kuhzucht. In den folgenden Jahren experimentierten Ärzte mit dieser »Methode«. Es gab in den USA kein Gesetz, das dies hätte verhindern können. Auch die legalen Folgen aus diesen Versuchen waren zunächst unreglementiert. Richard Seed tat sich mit einem Arzt, John Buster, zusammen und eröffnete eine der ersten Kliniken für künstliche Befruchtung unter dem Dach der Universität von Kalifornien in Los Angeles (UCLA). Mehr als zweitausend Frauen meldeten sich schon in den ersten Monaten an und zahlten dafür 4000 bis 7000 Dollar pro Versuch. Einige Jahre später, 1987, ließ sich Buster das Verfahren patentieren. Doch damit schadete er seinem Geschäft. Er zog sich den Zorn der Ärzteschaft zu, die sich, um keine Gebühren an Buster entrichten zu müssen, der Befruchtung im Reagenzglas zuwandte. Allerdings sprachen auch die ausbleibenden Erfolge gegen eine weitere Verbreitung. Aus hundertunddreißig Inseminationen resultierten lediglich neun Schwangerschaften. Drei der fruchtbaren Frauen, die ihren Körper zur Befruchtung zur Verfügung gestellt hatten, blieben trotz der Ausspülung schwanger und ließen das Kind später abtreiben. Die Schwangerschaftsraten der IVF waren nicht annähernd so gut, wie die Reproduktionsmediziner versprachen. Die Doktoren gaben Erfolgsraten von zehn Prozent an. Doch eine Untersuchung in IVF-Kliniken in den Vereinigten Staaten ergab in den Achtzigerjahren, dass die Hälfte der Patientinnen keine Lebendgeburt verzeichnen konnte. Trotzdem warben die Center mit unrealistischen Erfolgsgeschichten.

Das wahre Drama ist, dass viele Frauen daran glaubten und sich behandeln ließen. Wenn es nicht klappte, suchten sie den Fehler bei sich selbst.

Frauen haben häufig ein schlechtes Gewissen. Schließlich haben sie von klein auf gelernt, was von Müttern verlangt wird – die eigenen Bedürfnisse hintanzustellen, Tag und Nacht als Ansprechpartnerin verfügbar zu sein, am Krankenbett Nachtschicht zu leisten. Mutter zu sein ist einer der härtesten Jobs, den eine Frau sich aussuchen kann. Wer sonst arbeitet vierundzwanzig Stunden ohne Anspruch auf Auszeit? Mutterschaft gilt als Ehrenamt. Der Muttertag ist als kleine Aufwandsentschädigung angelegt.

Frau fragt sich, wie jemand solche Arbeitsbedingungen länger als eine Woche erträgt? Wir halten durch, weil wir unsere Kinder lieben, weil wir wollen, dass es ihnen gut geht. Wenn sich niemand zuständig fühlt, übernehmen wir ohne zu zögern. Doch Mutterschaft macht auch Spaß. Nichts verändert eine Frau so grundsätzlich, wie die Geburt ihres ersten Kindes. Diese Erfahrung lässt sich kaum in Worte fassen. Erst wenn es so weit ist, weiß frau, was Mutterschaft bedeutet. Eine Mutter lernt Gefühle kennen, die sie überraschen. Plötzlich sind die Bilder von hungernden Kindern, von Kindern auf der Flucht oder im Krieg unerträglich. Mütter leiden zutiefst mit anderen Müttern, die ihre Babys meilenweit zu Fuß über die nächste Grenze in vermeintliche Sicherheit tragen. Frauen mit kleinen Kindern werden dünnhäutiger und intuitiver. Das kann unsere Gesellschaft gut gebrauchen. Auch Männer sollten diese Eigenschaften entwickeln dürfen.

Doch unsere Kinderliebe wird ausgenutzt. Will eine Frau zurück in den Beruf, muss sie meist zusehen, wer die Kinder versorgt. Tagesmütter sind teuer; manchmal können die Großmütter einspringen. Auch sie tun es aus Liebe – selbstverständlich. Individuelle Lösungen und gute Planung sind gefragt. Wir Frauen merken häufig nicht, wie wir uns selbst unter Druck setzen. Doch wir dürfen unsere Bedürfnisse nicht aus den Augen verlieren. Wir müssen lernen, uns in unserer Unterschiedlichkeit anzunehmen. Gingen wir insgesamt mit unseren »Mitmüttern« etwas milder ins Gericht, bräuchten wir auch kein schlechtes Gewissen zu haben, wenn wir selbst etwas weniger perfekt sind. Wir könnten es uns leichter verzeihen, wenn zu Hause nicht aufgeräumt ist und die Wildkräuter im Garten sprießen. Wir könnten uns stattdessen mehr um unser eigenes Wohlergehen kümmern. Schließlich kann eine Quelle nur sprudeln, wenn Wasser vorhanden ist. Frauen müssen darauf achten, ihr Energiepotenzial nicht auszulaugen. Grenzen zu ziehen und sich selbst etwas zu gönnen ist wichtig. Frauen und besonders Mütter brauchen regelmäßig Entspannung.

Mutterinstinkt und Intuition

Gut gebundene Mütter wissen instinktiv, wie es ihrem Kind geht. Sie spüren, was es braucht, oft schon ehe es anfängt zu quengeln. Sie wissen, wie belastbar ihr Kind ist und nehmen darauf Rücksicht. Diese tiefe emotionale Verbindung etabliert sich bereits während der Schwangerschaft. Nie wieder werden Mutter und Kind so eng miteinander verbunden sein. Es ist eine gute Zeit, um sich gegenseitig kennen zu lernen und innerlich mit dem Kind zu kommunizieren. Auch Geburt und Wochenbett festigen die Bindung zum Kind. Hier gilt: Je ungestörter die natürlichen Prozesse ablaufen können, desto besser. Die Medikalisierung von Schwangerschaft und Geburt sind bedenklich und können die sich entwickelnde Beziehung zwischen Mutter und Kind nachhaltig negativ beeinflussen. Dies gilt auch für pränatale diagnostische Verfahren. Häufig warten Mütter ab, bis sämtliche Tests bewiesen haben, was eigentlich nicht zu beweisen ist: dass ihr Kind gesund – nicht behindert – ist. Viele werdende Mütter gestatten sich erst dann, sich innerlich auf ihr Kind einzustellen. Sie tun dies, um sich zu schützen. Um nicht zu sehr zu leiden, wenn sich herausstellen sollte, dass ihr Kind mit einer Behinderung zur Welt kommen könnte.

Bereits im Mutterleib spürt ein Kind, ob sich die Mutter auf Nähe einlässt oder sie zunächst abwehrt. Diese ambivalente Haltung hinterlässt Spuren in der Seele des Kindes. Sie verhindert bereits zu diesem frühen Zeitpunkt eine innige und intuitive Bindung. Dadurch werden Mütter automatisch vorsichtiger und unsicherer. Sie können weniger gut beurteilen, wie es ihrem Kind geht. Technische Geräte – zum Beispiel Ultraschall – werden nötig, um das Befinden des Kindes zu beurteilen. Verunsicherte Mütter trauen sich kein eigenes Gespür mehr zu. Damit geht viel Nähe verloren, die später auch im Umgang mit dem Neugeborenen fehlen wird.

Dagegen hat eine Mutter, die bereits früh den inneren Dialog mit ihrem Kind zulässt und fördert, einen intuitiven Schatz, auf den sie jederzeit zurückgreifen kann. Auch das Kind fühlt sich in der Nähe der Mutter geborgen und versorgt.

Vaterschaft

Es ist noch nicht lange her, da waren Väter in der Kindererziehung kaum präsent. Ihr Beitrag erschöpfte sich in der Rolle des Strafenden oder des Patriarchen. Tagsüber glänzten Väter durch Abwesenheit, abends hielten sie Gericht über die Streitereien des Tages. »Warte nur, bis Papa nach Hause kommt!« war eine gängige Drohung. Mit Babys und Kleinkindern hatten Väter nichts am Hut. Erst wenn die Söhne ins bastelfähige Alter kamen, wurden sie interessant. Von Papa lernte der Kleine Fahrradfahren, doch die meiste Zeit verbrachten Kinder mit ihren Müttern. Die Rollen waren klar verteilt.

All dies ist heute anders geworden. Männer übernehmen selbstverständlich Erziehungsaufgaben. Heute tüfteln sie mit ihren Söhnen *und* Töchtern an der Eisenbahn und ihr Betätigungsfeld hat sich erheblich erweitert. Väter wickeln Säuglinge, kochen für die Familie, saugen Staub und gehen einkaufen. Männer profitieren von ihrem erweiterten »Home-Radius«. Sie sind offener geworden, können ihre Gefühle leichter zeigen und haben ein ganz neues Verhältnis zu ihren Kindern entwickelt. Auch Papa wird mehr und mehr zum Ansprechpartner für alle(s).

Verantwortung übernehmen und Nähe zulassen

Die ursprüngliche Aufgabe eines Mannes war, seine Familie zu beschützen. Er musste Unheil abwehren und dafür sorgen, dass die Familie überleben konnte. Heute müssen Väter ihre Familie nicht mehr mit Muskelkraft und Waffengewalt vor Eindringlingen bewahren. Auch das finanzielle Überleben der Familie liegt nicht mehr allein in männlichen Händen. Trotzdem haben viele Frauen den archaischen Wunsch, sich vertrauensvoll in seinen starken Armen aufgehoben zu wissen. Das mag aus emanzipatorischer Sicht wie ein bedauernswerter Rest von Unselbstständigkeit erscheinen, doch dahinter steckt mehr. Gerade in der Schwangerschaft, aber auch davor, hängt die Hingabefähigkeit der werdenden Mutter davon ab, sich getragen zu wissen. Die Mutter muss an der Haltung ihres Partners spüren: »Was auch passiert – ich stehe zu dir und zu unserem gemeinsamen Kind. Ich lasse dich nicht allein. Du kannst dich entspannen und dich ganz auf unser Kind konzentrieren. Ich sorge dafür, dass es euch gut geht.«

Eine Frau, der diese Sicherheit von ihrem Partner vermittelt wird, kann sich fallen und der Natur ihren Lauf lassen. Vielleicht ist die zunehmende Unsicherheit schwangerer Frauen auch darauf zurückzuführen, dass sie diese Sicherheit nicht bekommen? Vielleicht hat der werdende Vater Schwierigkeiten, sich auf das kommende Kind einzulassen? Vielleicht fürchtet er die große Verantwortung? Ein Kind zu bekommen, bedeutet, erwachsen zu werden. Die ewige Jugend ist vorbei. Verantwortung für einen kleinen Menschen zu übernehmen, ist eine riesige Aufgabe mit Langzeitwirkung. Selbst wenn die Partnerschaft zu Ende geht – das Kind bleibt. An dieser Verantwortung können Männer wachsen, aber ebenso zerbrechen.

Eine ambivalente Haltung bleibt den Partnerinnen nicht verborgen. Auch in Kleinigkeiten, die plötzlich keine mehr sind, kann sich Unsicherheit zeigen. Häufig suchen Männer tatsächlich das Weite, weil sie sich eingesperrt und ihrer Freiheit beraubt fühlen. Vielleicht haben sie vorher nie eine Entscheidung dieser Tragweite treffen müssen.

Väter, die Verantwortung übernehmen, geben ihren Partnerinnen Sicherheit und gleichzeitig ihren Kindern die besten Startchancen. Denn alle Gefühle der Schwangeren gehen auf das sich entwickelnde Kind über. Das Kind ist ein Teil ihrer Gefühlswelt und seine Persönlichkeit wird dadurch geprägt. Die Zeit der Schwangerschaft bietet werdenden Vätern die Gelegenheit, einen verlässlichen Rahmen zu schaffen, in dem sich Mutter und Kind wohl fühlen können. Dies ist dann besonders schwer, wenn die Beziehung zum eigenen Vater belastet ist.

Traditionell haben Männer eher Schwierigkeiten, ihre Gefühle zu zeigen. Selten durften sie dies von klein auf lernen. Männer sollten stark sein und in schwierigen Situationen einen kühlen Kopf bewahren. Im emotionalen Schwung dahinzuschmelzen, ist nicht ihr Ding. Männer sind handlungsorientiert und folgen gerne ihrem Verstand. Sie analysieren eine Lage nach bekannten Schemata und fällen dann – möglichst ohne Beteiligung der Gefühle – ihre Entscheidung. Dieses stammesgeschichtliche Erbe, das in kriegerischen Auseinandersetzungen und auch heute noch im Berufsleben erfolgsversprechend sein mag, ist in der Kindererziehung und in der Liebe eher hinderlich. Kinder verhalten sich nur selten so, wie sie es tun, weil es vernünftig ist. Sie leben im viel zitierten »Hier und Jetzt« und unterdrücken ihre Gefühle nicht. Kinder erwarten außerdem, dass ihre Betreuungspersonen diese Gefühlssprache ebenfalls beherrschen. Für viele Männer ist dies, als müssten sie eine Fremdsprache lernen. Doch wenn sie sich darauf einlassen, merken sie, dass diese Stimme des Herzens auch in ihnen schlummert. Sie muss nur geweckt werden. Kaum jemand kann das besser als Babys und kleine Kinder. Mit ihrer natürlichen Süße und Unschuld und mit ihrer Fähigkeit, sich komplett hinzugeben, erinnern sie Menschen an ähnliche Gefühle im eigenen Innern. Babys können bei Männern die Fähigkeit erwecken, Nähe zuzulassen und zu genießen.

Jeder Vater ist auch Sohn

Das Bild des gleichgeschlechtlichen Elternteils haben wir auf ewig gespeichert. War die Beziehung gut, ist sie ein Reservoir für Kraft und Freude. War sie jedoch schwierig, fällt es uns schwer, das Bild positiv zu besetzen. Dieser Zusammenhang ist Männern nicht immer bewusst. Die Rolle, die der eigene Vater im Leben eines Mannes gespielt hat, mag verdrängt sein. Man(n) hat sich damit abgefunden, wie es war. Oder man(n) sagt sich:»So wie mein Vater, möchte ich nicht werden.« Doch Veränderung vollzieht sich nicht nur über den Verstand. Die Wurzeln der Vater-Sohn-Beziehung sind tief verankert. Dies gilt selbstverständlich auch für die Beziehung zur Mutter. Unsere Eltern wirken in uns nach, ob wir wollen oder nicht. Das eigene »innere« Kind hat ihr Bild in sich aufgenommen und seine Wunden sind auch die unseren. Das tatsächliche Alter spielt keine Rolle.

Um ihren Söhnen gute Väter zu sein, müssen Männer diese Bürde aufarbeiten. Dazu benötigen sie Handwerkszeug, das ihnen meist nicht so vertraut ist, wie ihr Werkzeugkasten. Doch es ist wichtig, sich unbewusste Bilder bewusst zu machen. Hierfür brauchen Männer Unterstützung. Männergruppen, in denen es in Ordnung ist, Schwächen zu zeigen und darüber zu sprechen, sind ein guter Anfang. Eine therapeutische Begleitung kann Erleichterung und Klärung bringen. Endlich dürfen sich veraltete Muster auflösen. Männer lernen, bisher unerforschte Wege zu gehen und entwickeln ein breiteres Verhaltensrepertoire. Ein neuer Horizont öffnet sich, an dem Männer innerlich wachsen und stark werden können.

Vergeben zu lernen ist ein wichtiger Schritt. Das klingt schwer, muss es aber nicht sein. Dem Vater seine Unzulänglichkeiten zu verzeihen, bedeutet gleichzeitig, sich innerlich davon zu befreien. Vorwürfe hingegen binden Energie und drosseln den Energiefluss. Vergebung bewirkt das Gegenteil. Vergebung lernt man am besten in speziellen Vergebungs-Seminaren, wie sie die Gesundheitslehrerin Brandon Bays anbietet. Inzwischen gibt es auch im deutschsprachigen Raum einige Schülerinnen von ihr.

Der Kinderwunsch

Wie der Wunsch nach einem Kind entsteht, ist individuell unterschiedlich. Auch der Zeitpunkt und der Anlass, zu dem er erwacht, hängt von der jeweiligen Biografie ab. Die Intensität und Heftigkeit, mit der sich ein Kinderwunsch plötzlich manifestieren kann, kommt für viele Frauen überraschend und versetzt sie in tiefes Erstaunen.

Die Schwangerschaft der Schwester oder der besten Freundin kann ebenso ein Auslöser sein, wie der ›richtige‹ Partner, mit dem die Gründung einer Familie plötzlich nicht mehr infrage steht. Auch ein Geburtstag, der das ›Ticken der biologischen Uhr‹ ins Bewusstsein rückt, kann ein Grund für das erste zarte Sehnen oder den stärker werdenden Wunsch nach einem Kind sein. Nicht immer hängt der Kinderwunsch vom Alter der Mutter ab. Er kann sich sowohl bei sehr jungen Frauen als auch bei Frauen, die sich bereits der scheinbar magischen Vierziger-Grenze nähern, rasch oder allmählich entwickeln und sich bis ins Unermessliche, ja Zwanghafte, steigern.

Der Wunsch nach einem eigenen Kind ist nicht immer gleich stark: Er kann wechselhaft sein, mal stärker oder schwächer ausgeprägt, in Wellen wiederkehren, wie von stürmischem Wind aufgepeitscht sein oder wie in einer Flaute ruhig. Doch mit der Zeit nimmt die Sehnsucht nach einem Kind zunehmend mehr Raum ein, so wie die Flut, die sich in ihrem Rhythmus unaufhaltsam auf die Küste zu bewegt.

Auch wenn sich die Partner für ein Kind entschieden haben, kann der Weg bis zur Schwangerschaft von Ambivalenzen geprägt sein: vom Abwägen des Für und Wider, von der Frage nach einer geeigneten Einstimmung und von der Suche nach dem individuell ›richtigen‹ Zeitpunkt.

Wie die Entscheidung fällt, wie eindeutig sie ist, wie die Partner während dieser Zeit miteinander umgehen und inwieweit sie in ihrem Kinderwunsch übereinstimmen – all das können Vorzeichen für den Charakter einer künftigen Schwangerschaft sein. Im Idealfall wird sich das Paar wie in einem harmonischen Tanz durch diesen Prozess bewegen. Doch ebenso häufig sind sich Mann und Frau abwechselnd sicher und unsicher. Vielleicht spürt die Frau ihren Wunsch sehr deutlich und der Mann zögert. Wenige Monate später mag es umgekehrt sein. Der Mann ist sich absolut sicher. Nun, da der Wunsch endlich realisierbar scheint, beginnt die Frau zu zweifeln.

Es kann mehrere Monate oder länger dauern, bis der Wunsch beider Partner nach einem gemeinsamen Kind gewachsen ist und sich gleich stark entwickelt hat. Es ist gut, sich Zeit zu lassen und alle Aspekte zu berücksichtigen, die dieser Wunsch berührt. Der Verstand, dem heute ohnehin oft das meiste Gewicht beigemessen wird, soll zu Wort kommen. Doch das Paar muss auch lernen, auf die Gefühle zu vertrauen, die sich beim Gedanken an eine Schwangerschaft einstellen. Oft sind sie sogar körperlich spürbar. Vielleicht gelingt es den werdenden Eltern bereits in dieser Phase, sich fallen zu lassen, der inneren Stimme zu lauschen und sich von ihr leiten zu lassen.

Diese Wartezeit ist gut investiert, denn je klarer die Entscheidung ausfällt, desto eher kann die Partnerschaft dauerhaft gelingen. Die Seele eines Kindes wird leichter zu Eltern kommen, die es aus ganzem Herzen willkommen heißen. Es wird kommen, wenn und wann es will, und sobald die Zeit reif ist.

Der Erfolg kann sich bereits im ersten Zyklus einstellen. Vielleicht klappt es aber auch erst nach zwei Jahren. Nach zwei Jahren vergeblicher Versuche spricht die Medizin von Unfruchtbarkeit. Doch manchmal stellt sich eine Empfängnis erst ein, wenn Beziehungsfragen geklärt, belastende Erlebnisse bewältigt oder körperliche Probleme gelöst sind. Vielleicht muss das Paar seinen Lebensstil oder seine Einstellung ändern, die Ernährung umstellen oder auch den Stress deutlich reduzieren.

Wenn es zu einer Schwangerschaft kommt, verändert sich viel und neue Fragen tauchen auf: Wie erlebt sich die Schwangere körperlich? Was empfinden Frau und Mann bei dem Gedanken, Mutter und Vater zu werden? Wie verändert sich die Paarbeziehung? Wie beeinflusst die Schwangerschaft die Beziehung zu den eigenen Eltern? Auch Fragen nach möglichen Familienmodellen und nach eigenen Erfahrungen mit Werten und Erziehungsstilen werden nun aktuell. Die Rollen erweitern sich.

Manche werdenden Eltern geraten in Selbstzweifel: Kann ich die

Rolle der Mutter oder des Vaters ausfüllen? Bin ich in der Lage und bereit, auf vieles zu verzichten? Bin ich den großen Veränderungen gewachsen? Meist sind diese Fragen bereits vor der Schwangerschaft aufgetreten, aber sie bekommen ein stärkeres Gewicht, wenn ein Baby unterwegs ist und bald auf die Welt kommt.

Wenn der größte Wunsch nicht in Erfüllung geht

Stellt sich eine Schwangerschaft nicht wunschgemäß ein, so setzen früher oder später Selbstzweifel ein. Eine lange und zermürbende Auseinandersetzung kann hier ihren Anfang nehmen. Zunächst will das Paar häufig nicht glauben, dass es nicht klappt. Doch schon bald tauchen erste Fragen auf:»Warum ›funktioniert‹ mein Körper nicht?«,»Bin ich als Mann, als Frau unzulänglich?«Vielleicht weisen sich die Partner gegenseitig Schuld zu oder suchen sie verzweifelt bei sich selbst – je nachdem, wie sie ihr Dilemma der Kinderlosigkeit deuten.

Selbstmitleid oder Wut, Trauer, Ohnmacht oder tiefste Verzweiflung bis hin zu ausgeprägter Antriebslosigkeit, Resignation oder gar Depression können folgen.»Warum gerade ich?«, ist sicher eine der am häufigsten gestellten Fragen. Die emotionalen Reaktionen mit ihren entsprechenden Handlungs- und Denkmustern sind Ausdruck der eigenen Persönlichkeit.

In meiner Praxis arbeite ich mit Marion, einer dreiundreißigjährigen jungen Frau, die seit langem auf eine Schwangerschaft hofft. Medizinisch ist alles in Ordnung, doch ihr Kinderwunsch erfüllt sich nicht. Eigentlich ist Marion fröhlich, lebenslustig und offen, doch in der letzten Zeit hat sie sich verändert. Sie ist angespannt, klagt über Depressionen, Apathie und Hoffnungslosigkeit. Sie hat sich immer mehr in sich selbst zurückgezogen und erwägt sogar eine Trennung von ihrem Mann. Ich führe mit ihr therapeutische Gespräche. Sie erkennt, wie sehr sie sich und ihre früheren Interessen und Kontakte verloren hat, und wie wichtig es für sie ist, sich wieder zu öffnen. Dies gelingt ihr gut, wobei die Bachblüten den Veränderungsprozess unterstützen.

Bereits nach drei Sitzungen hat sich Marions Allgemeinbefinden deutlich verbessert. Sie macht wieder Sport, hat berufliche Pläne und ist in der Lage, vorerst Abstand von ihrem Kinderwunsch zu gewinnen. Indem sie ihre innere Haltung verändert, löst sich ihre Fixierung auf ein Kind. Sie entdeckt die Liebe zu ihrem Mann neu und lacht wieder mit ihm. Ihr größter emotionaler Konflikt, dass sie in einem Haus mit den Schwiegereltern und der Familie ihres Schwagers lebt, zu denen kein Kontakt besteht, ist noch ungelöst. Doch im Laufe der Therapie hat Marion so viel Selbstbewusstsein erlangt, dass sie nun gemeinsam mit ihrem Mann nach neuen Möglichkeiten suchen will.

Oft werden Paare überaktiv, wenn sich keine Schwangerschaft einstellt. Dies belegt die zunehmend steigende Anzahl künstlicher Befruchtungen nach relativ kurzer Zeit ungewollter Kinderlosigkeit. Allerdings haben sich auch die gesellschaftliche Sicht auf künstliche Befruchtungen und das Verhalten der Ärzte verändert. In meine Praxis kommen junge Frauen zwischen dreißig und fünfunddreißig, denen ihre Frauenärzte bereits nach einem Jahr Wartezeit eine künstliche Befruchtung empfohlen haben.

Nicht nur die Zeugung, auch die Geburt eines Kindes wird immer stärker technisiert. Narkosen wie Lachgas oder schmerzstillende Medikament sind seit langem bekannt. Mittlerweile wird eine Geburt in den Kliniken jedoch aktiv gesteuert. Wehenhemmende, wehenstoppende oder wehenfördernde Mittel und die Periduralanästhesie werden je nach Bedarf eingesetzt. Auch ein Kaiserschnitt ist längst keine Ausnahme mehr, sondern fast die Regel. Statistisch kommen nur noch sieben Prozent aller Neugeborenen ohne Interventionen zur Welt. Die Kaiserschnitt-Rate steigt stetig und lag 2005 laut Statistischem Bundesamt bei inzwischen 28,7 Prozent.

Warum beschreiben wir das so ausführlich? Erst wenn wir verstehen, dass sich der Geburtsvorgang lebenslang auswirkt, und wenn wir wissen, wie wir entstanden sind, können wir unsere Prägungen verarbeiten und bekommen eine andere Sicht auf die Dinge. Dann haben wir die Chance, unsere hektische Betriebsamkeit als ein bisher unbewusstes Reaktionsmuster zu begreifen, das wir verändern können.

Mit der freigesetzten Kraft, Zeit und Energie können wir Themen klären, die vorrangig sind.

Es lohnt sich, die Entstehung des Kinderwunsches nochmals genauer zu betrachten. Bei vielen Paaren ist der Wunsch unterschiedlich stark ausgeprägt. Vielleicht will nur einer unbedingt ein Kind und der andere lässt sich gegen seine Überzeugung überreden oder gibt – aus Angst um die Partnerschaft – halbherzig nach. Möglicherweise fühlt sich einer dem anderen dadurch unterlegen. Statt eines Miteinanders entsteht ein Gegeneinander, ein Machtkampf, der unbewusst auch körperlich ausgetragen wird. Dieser Machtkampf kann so lange dauern, bis er bewusst wahrgenommen und verstanden wird. Doch selbst wenn das Paar ihn kognitiv erfasst hat, führt es ihn vielleicht unbewusst auf immer komplexeren Wegen weiter.

Ein einseitiger oder unausgewogener Schritt in die Elternschaft ist wie ein Haus ohne Fundament. Wenn die Entscheidung für ein Kind mit all seinen Konsequenzen für die Lebensgestaltung nicht gemeinsam getragen wird, fehlt die Basis. Dies kann der Ursprung für spätere Konflikte in der Paarbeziehung sein, die manchmal in den ersten Monaten der Elternschaft zur Trennung führen. Deshalb ist es wichtig, dass beide Partner ihren Kinderwunsch in Ruhe und ohne Druck klären. Für schwelende Beziehungskonflikte, Zweifel an der Verlässlichkeit des Partners und eigene Ängste ist genügend Raum, um das Vertrauen in die Partnerschaft und in den Partner oder die Partnerin zu stärken. Bestenfalls lassen sich die Bedenken im Vorfeld einer Schwangerschaft klären, doch auch zu einem späteren Zeitpunkt ist diese Auseinandersetzung für jede Paarbeziehung lohnend und empfehlenswert.

Körperliche Erkrankungen sollten vor einer Schwangerschaft auf jeden Fall medizinisch abgeklärt und ausgeschlossen werden. Unser Körper hilft, die Gründe zu erkennen, wenn unser sehnlicher Wunsch nach einem Kind unerfüllt bleibt. Der Körper teilt uns mit, wie es um unser Seelenleben bestellt ist und was uns fehlt. Er entwickelt Symptome, die unsere innere Befindlichkeit widerspiegeln. Kinderlosigkeit kann auch ein psychosomatisches Symptom sein. Unser Körper zeigt uns womöglich, was wir nicht auszusprechen wagen. Warum sind seine Spermien nur eingeschränkt beweglich? Weshalb bleibt ihr Eisprung aus? Wenn sich Paare diese Fragen gestatten, dringen sie zu ihren inneren Bildern und Glaubenssätzen vor und können zu weit reichenden Erkenntnissen kommen.

Wenn alle medizinischen Fragen zweifelsfrei geklärt sind und eine angemessene Zeit verstrichen ist, kann es sinnvoll sein, sich seine Motive für den Kinderwunsch noch einmal bewusst zu machen. Aus welcher Quelle speist sich die Sehnsucht nach einem eigenen Kind? Wurde der Wunsch von außen an mich herangetragen? Wie ist dann meine persönliche Haltung dazu? Gehört Kinderkriegen »einfach dazu«? Will ich Kinder, weil »alle anderen auch Kinder haben«? Wünschen sich meine Eltern oder Schwiegereltern Enkel, und ich möchte den Druck loswerden? Welches Motiv steht im Vordergrund? Ist es die Befreiung von einem Erwartungsdruck oder die eigene tiefe Sehnsucht nach einem Kind?

Manchmal kommen Frauen in die Praxis, die unbewusst versuchen, sich mit einem Kind selbst zu heilen. Waren sie selbst als Kinder ungewollt oder fühlten sie sich ungeliebt, so kann das Bedürfnis stellvertretend dafür stehen, selbst nun endlich mit Liebe überschüttet zu werden. Vielleicht erwächst der Wunsch nach einem Baby aus einer Vernunftentscheidung? Manchmal gehört ein Kind einfach zum Lebensplan. Doch der Wille allein ist ein schlechter Begleiter auf dem Weg zur Schwangerschaft, denn wir folgen einer übergeordneten Kraft und sind in unserem Ego und seiner Sichtweise damit sehr begrenzt. Es lohnt sich auch nachzuforschen, ob wir in uns eine tiefe Leere spüren. Sie kann viele Gründe haben: ein in der Pränatalzeit verlorener Zwilling oder unverarbeitete Verluste in der Kindheit. Dann soll ein Kind vielleicht diese Leere füllen und Einsamkeit mindern. Es ist hart und schmerzhaft, sich solchen Fragen zu stellen, doch möglicherweise findet sich aus einem dieser Gründe im Augenblick keine Seele, die kommen möchte.

Wenn die ersten beruflichen Wege gegangen und die großen Herausforderungen bewältigt sind, mag sich der Gedanke einschleichen, dass Karriere allein nicht glücklich macht. Manchen Menschen gelingt es nicht, eine neue sinnvolle Aufgabe aus sich selbst heraus zu finden. Auch aus der Sinnsuche kann ein Kinderwunsch entstehen. Andere fühlen eine unstillbare Sehnsucht nach einem Kind. Auch sie müssen sich fragen lassen, welcher Art dieses Verlangen ist. Fühlt es sich abhängig und kindlich an? Muss ein Kind – oder ein Partner – da sein, um sich wohl zu fühlen? Einen erwachsenen Wunsch erkennt man daran, dass es schön wäre, würde er sich erfüllen. Wenn er versagt bleibt, ist auch das nach einer Trauerzeit in Ordnung. Ein Kind muss in diesem Fall kein Defizit füllen.

Der unerfüllte Kinderwunsch entwickelt häufig eine eigene Dynamik. Mit jeder Menstruation steigt der emotionale Stress. Bedauern weicht der Enttäuschung, Wut, Ohnmacht, Trauer oder Resignation. Der Druck, den Frauen und Männer mit Kinderwunsch empfinden, kann sich ins Zwanghafte steigern. Erfahrungsgemäß empfinden Männer zunehmend mehr Stress und Erfolgsdruck in der Sexualität. Auch Frauen können sexuellen Stress erleben, doch häufiger leiden sie, weil ihnen die monatliche Blutung zeigt, dass es wieder nicht geklappt hat.

Wie jeder Zwang wird das Thema allmählich lebensbestimmend. Alles dreht sich nur noch um die ausbleibende Schwangerschaft. Sexualität ist zweckgebunden, und manchmal müssen sich auch Ernährung oder Lebensgewohnheiten strikt dem großen Ziel unterordnen. Probleme in der Partnerschaft sind unausweichlich. Geht es wirklich um den Kinderwunsch oder werden dadurch nicht vielmehr andere innere Themen mit großer Vehemenz angestoßen?

Künstliche Befruchtung und ihre Risiken

Einige Paare werden rasch ungeduldig. Wir sind daran gewöhnt, dass sich alles, was wir erreichen wollen, unmittelbar oder zumindest mittelfristig umsetzen lässt. Der Gedanke, eine Seele könnte auf den richtigen Zeitpunkt warten, bevor sie kommt, liegt für viele weit außerhalb ihrer Vorstellungskraft.

In der Beratungspraxis fällt auf, dass Paare bereits zu verzweifeln beginnen, wenn sich ein Kind nicht innerhalb eines halben Jahres einstellt. Erfolgsberichte von Freunden und Bekannten, aber auch Presseberichte von Schwangerschaften nach nur wenigen Zyklen verstärken den Druck. Die ermittelten durchschnittlichen Werte von ein bis zwei Jahren Wartezeit sind viel zu wenig bekannt. Selbst Gynäkologen sprechen selten davon. So bekommen Paare mit Kinderwunsch, bei denen die Planung der Schwangerschaft nicht »reibungslos funktioniert«, schnell – viel zu schnell – das Gefühl, mit ihnen sei etwas nicht in Ordnung.

Immer häufiger wollen Frauen, seltener Männer, selbst nicht warten. Dies mutet manchmal fast naiv an:»Ich dachte, bevor ich lange warte, gehe ich lieber in eine Kinderwunschklinik und helfe nach. Da hat es relativ bald geklappt.« Über die Folgen machen sie sich keine Gedanken. Oft sind die möglichen Konsequenzen den schlecht informierten Betroffenen auch gar nicht bekannt.

Das Bedürfnis zu handeln und eine schwierige, vielleicht sogar ausweglos scheinende Situation verändern zu wollen, ist zutiefst menschlich. Es entspringt dem Wunsch, einer unguten, spannungserzeugenden psychischen Situation eher entfliehen, als sie aushalten zu wollen. Dieses Verhalten ist psychologisch erklärbar und nachvollziehbar. Den Agierenden ist es in der Regel nicht bewusst. Es hat seine Wurzeln möglicherweise in einer bestimmten Phase der Konzeption. Diese Prägung tragen wir alle in uns. Sie steuert unsere Handlungs- und Denkmuster so lange, bis wir sie uns bewusst machen, verstehen und integrieren.

Vielleicht verfallen beide Partner in unangemessenen Aktionismus, oder nur der eine wird aktiv und der andere lässt sich – womöglich ohne es zu merken – mitreißen. Aus der Hypnotherapie kennen wir den Begriff »Problemtrance«. Sie setzt ein, wenn sich jemand wie in Hypnose in die Frustration und Verzweiflung eines anderen Menschen mit hineinziehen lässt und damit angemessenes Handeln unmöglich wird. Dies gilt nicht nur für Partner, sondern auch für die behandelnden Ärzte, Heilpraktiker und Therapeuten. Es erklärt zum Teil deren vorschnelles Eingreifen in natürliche Abläufe. Wir alle kennen dies aus unserem Alltag. Manchmal sind wir so sehr in Probleme verstrickt, dass wir erst aus der Situation heraustreten müssen, um eine Lösung zu finden. Dann hilft ein Spaziergang an der frischen Luft oder ein Kurztripp am Wochenende, um wieder zu uns zu kommen und Zugang zu unserer Intuition und zur göttlichen Führung zu gewinnen. Doch anstatt nach innen zu lauschen, anstatt die Botschaft zu hören und sie verstehen zu lernen, versuchen viele Paare, ihrem »Glück« nachzuhelfen. Dabei könnte die Zeit des Wartens eine Zeit der Einstimmung und der Vorbereitung sein, die es zu nutzen gilt. Lassen Sie uns lernen, im Einklang mit unserer inneren Stimme zu handeln, die sich nur noch leise zu Wort meldet, die aber lauter wird, je mehr wir sie wieder wahrnehmen. Lassen Sie uns innehalten, in uns gehen, langsam werden und abwarten, bis sich ihre Botschaft einstellt. Diese Botschaft kommt tief aus unserem Inneren, nicht aus unserem Kopf oder Ego. Sie kommt in Form eines Traumes, eines Bildes, einer Vision oder eines klaren Gefühls, das wie eine Leitlinie sein kann. Nutzen wir die Chance, uns selbst zu verstehen und uns auf das Bevorstehende vorzubereiten, anstatt eine Schwangerschaft künstlich herbeizuführen. Wenn keine Zeit bleibt sich einzustimmen, können wir unsere inneren Themen weder erkennen noch klären. Eventuelle Partnerschaftsprobleme blieben bestehen und würden lediglich zeitlich nach hinten verschoben, wie statistische Zahlen zeigen: Nach einer künstlichen Befruchtung ist die Scheidungsrate deutlich erhöht – auch wenn die Behandlung erfolgreich war. Denn die psychische Belastbarkeit der Partner und infolgedessen auch ihre Beziehung wird durch die Reproduktionsmedizin auf eine harte Probe gestellt. Eine künstliche Befruchtung nährt die Illusion, alles sei machbar. Die Desillusionierung folgt später, und der hohe Preis trifft viele Paare unvorbereitet.

Für eine künstliche Befruchtung werden der Frau nach monatelanger hormoneller Stimulation im OP die Eizellen aus dem Bauch geholt. Die Punktion ist schmerzhaft, wie Frauen übereinstimmend berichten. Trotzdem werden sie ermutigt, den Eingriff ohne Betäubung über sich ergehen zu lassen, denn die biologische Qualität der Eizelle soll nicht leiden. Dass bei Schmerzen ebenfalls Hormone ausgeschüttet werden – und zwar Stresshormone – wird leider nicht bedacht.

Spermium und Eizelle sind ganz besondere Zellen. Sie sind einzigartig, nicht nur aufgrund ihrer Funktion, sondern auch aufgrund ihrer Größe. Die Eizelle ist die größte unserer Körperzellen. Sie ist so groß wie ein Sandkorn und daher mit dem bloßen Auge sichtbar. Das Spermium ist die kleinste Zelle. Wenn beide aufeinandertreffen, geschieht etwas Großartiges: Ein neuer Mensch entsteht.

Wenn wir an die Reise des Spermas denken, fällt uns vielleicht der Vorspann zum Film *Kuck mal, wer da spricht* ein. Eine ganze Horde von Spermien rast durch den weiblichen Unterleib auf der Jagd nach der reifen Eizelle. Karlton Terry, Psychotherapeut aus Colorado in den USA, benutzt zunächst eine Analogie, um das Ausmaß der Reise zu verdeutlichen. Er malt sich aus, dass ungefähr fünfhundert Millionen Menschen an der Küste von Florida am Strand liegen und sich entspannen. Auf einmal bekommen alle gleichzeitig eine SMS. Sie erfahren, dass an der Küste von Kuba ein riesiges Raumschiff in der Größe eines Fußballstadiums gelandet ist und dass nur diejenigen überleben werden, die es schaffen, das Schiff zu entern. Sofort stürzen sich alle fünfhundert Millionen Sonnenanbeter ins Wasser und versuchen nach Kuba zu schwimmen. In den ersten zwanzig Minuten ertrinken fünfundzwanzig Prozent. Die meisten anderen werden entweder von Haien gefressen, verlieren die Richtung oder sterben vor Erschöpfung. Nur fünf bis fünfzig der gesündesten, stärksten und glücklichsten Schwimmer erreichen die Küste von Kuba. Völlig entkräftet versuchen sie einen Weg zu finden, um ins Raumschiff zu kommen. Sie suchen die Außenwand nach einer Luke ab, doch ohne Erfolg. Plötzlich öffnet sich ein kleines rundes Bullauge und einer wird hineingezogen. Dort verschmilzt der Sieger mit der inneren Kommandozentrale des Raumschiffs. Neu erschaffen kann es den Planeten verlassen, um zu fernen Horizonten aufzubrechen.

Auch wenn das Bild hier und da ein wenig hinkt, wird das Abenteuer deutlich: Die Spermien brechen auf zu einer gefährlichen Reise. Viele sterben dabei, viele verirren sich und kommen nie ans Ziel. Nur wenige schaffen es bis zur Eizelle. Im Regelfall wird nur eines ausgewählt und überlebt, indem es mit der Eizelle verschmilzt. Das angekommene Spermium hat Großartiges geleistet und wurde dafür belohnt. Es hat sich in einer fremden und unwirtlichen Umgebung erfolgreich durchgesetzt. Dies ist sein erster Sieg, und es kommt triumphierend bei der Eizelle an. Dennoch hat es die Eizelle nicht selbst »erobert«. Es wurde auserwählt und eingelassen. In Mythen und Märchen wird diese gefährliche Reise in Abwandlungen beschrieben. Der Held muss zahlreiche Gefahren überstehen, aber zum Schluss darf er die Prinzessin heiraten und wird gerettet. In der patriarchalen Welt entschied der alte König, wer seine Tochter heiraten durfte; im wahren Leben sucht sich die Eizelle eigenständig ihren Gefährten aus. Nach welchen Kriterien sie ihre Wahl trifft, ist noch weit gehend unbekannt. Wir wissen aber, dass die Eizelle es einem Spermium durch chemische Veränderungen an ihrer Hülle ermöglicht einzutreten. Sie zieht das Spermium gewissermaßen direkt in ihre Mitte hinein.

Der Dozent für Anatomie und Embryologie an der Universität Maastricht, Jaap van der Wal, macht darauf aufmerksam, dass die Samenzelle zwar äußerlich beweglich, die Eizelle aber innerlich aktiv ist. Das Zytoplasma der Eizelle ist im Gegensatz zu der zellularen Inaktivität des Spermiums mobil. Mehr als 90 Prozent des Spermiums besteht aus DNA-Substanz. Beide Zellen korrespondieren also in Gebärde und Verhalten. Vor der Befruchtung wird für einige Stunden ein so genannter »Prä-Fertilisation-Anziehungskomplex« gebildet. In dieser Phase kann es zur Befruchtung kommen. Ob sie tatsächlich stattfindet, hängt von vielen fein abgestimmten chemischen Interaktionen ab. Ei- und Samenzelle verschmelzen nur, wenn die Umstände passend sind. Wichtig ist: Die Eizellmembran wird zu keinem Zeitpunkt zerstört. Die weit verbreitete und aggressive Vorstellung, dass die Samenzelle in die Eizelle eindringt, ist falsch.

Wie anders sieht die Situation bei einer künstlichen Befruchtung aus! Das Spermium wird in einem Plastikbecher aufgefangen. Im Labor wird es gefiltert, geschleudert und aufbereitet. – Es gibt durch künstliche Befruchtung entstandene Kinder, die sich zu drehen beginnen wie ein Kreisel, sobald sie in emotionalen Stress geraten. Erinnert dies vielleicht an die zentrifugierten Spermien vor ihrer Zeugung? – Eine Ärztin oder ein Laborant wählt unter dem Mikroskop in gleißendem Licht das passende Spermium aufgrund seines Aussehens oder seiner genetischen Beschaffenheit aus. Zusammen mit anderen

Spermien wird es in eine Glasschüssel zu mehreren reifen Eizellen gesetzt. Was auf natürlichem Weg Tage dauern kann, soll nun innerhalb von Stunden passieren. Die Spermien werden mehr oder weniger überrumpelt. Doch es gibt auch eine invasivere Methode: Die Samenzelle wird in eine Hohlnadel gesaugt und in die Eizelle hineingespritzt. Da mittlerweile bekannt ist, dass die Nadel die Eihülle oft beschädigt, wird per Laser »vorgeritzt«. So wird eine gewaltsame Vereinigung ohne aktive Beteiligung von Ei- und Samenzelle erzwungen. »ICSI«, Intra-Cytoplasmatische-Spermieninjektion, heißt diese Methode im Fachjargon. »Sex unter dem Mikroskop« nennen es die Reproduktionsmediziner und haben ihren Spaß dabei. Einige Mediziner haben eigene Methoden entwickelt. In einem Nachrichtenmagazin plauderte ein Arzt aus seinem Nähkästchen: Er knicke den Samenfäden kurzerhand den Schwanz ab, wenn er den Kopf in die Eihülle eingebracht habe. Mögliche Konsequenzen kenne er nicht, aber: »Hauptsache, es klappt.«

Die Eizelle wählt in diesem Fall nicht aus, sie wird vergewaltigt. Was diese gewaltsame Prozedur für sie bedeutet, können wir nur erahnen. Auch wenn die biologischen Programme ablaufen, und die Samen- mit der Eizelle verschmilzt, stellt sich die Frage, welche Auswirkungen diese Technik auf den neu entstehenden Menschen hat. Eine traumatische Vereinigung ist kein wünschenswerter Anfang für ein neues Leben. Mit welcher Hypothek muss das Kind starten?

Darüber hinaus findet die Vereinigung nicht beim intimen Zusammensein, sondern in der neutralen Sterilität eines Labors statt. Die begattete Eizelle wird rund achtundvierzig Stunden in einem Inkubator zubringen. Der Trend geht dahin, diese Zeit auf bis zu fünf Tage auszuweiten. Erst dann ist eine genetische Untersuchung des Embryos möglich. Die ersten Zellteilungen geschehen in einer Maschine. Kein lebendiger Frauenkörper umschließt und schützt den Embryo, sondern eine sterile Nährlösung.

Die so entstandenen Embryonen werden einer ersten Qualitätsprüfung unterzogen. Bislang begutachtet sie ein Experte, doch wenn es nach dem Willen der Reproduktionsmediziner geht, werden sie demnächst genetisch untersucht. Die »besten« zwei oder drei werden der Frau eingesetzt. In Ländern ohne Embryonenschutzgesetz können es auch mehr sein. Die restlichen Embryonen werden eingefroren, in Deutschland allerdings noch vor der Verschmelzung. Die übrigen werden der Forschung überlassen. Allein in dieser Tatsache steckt eine Menge Sprengstoff.

Der Transfer stellt eine große psychische Belastung dar. Die Frage, ob sich der Embryo erfolgreich einnisten wird, verdrängt alles andere. Die Frauen haben so lange auf diesen Moment hingearbeitet, dass sie versuchen, alles auszuschließen, was schaden könnte. Sie verhalten sich wie ein rohes Ei, das keine Erschütterungen verträgt. Dadurch verkrampfen sie sich innerlich, was sich wiederum auf den Embryo überträgt.

Wen wundert, dass die Einnistung das größte Problem der Reproduktionsmedizin ist? Die Erfolgsquoten verdienen diese Bezeichnung kaum. Schwierigkeiten treten allerdings nicht nur bei der künstlichen Befruchtung auf. Wenn die Lebensumstände ungünstig sind oder die Gesundheit der Mutter oder des Vaters körperlich oder psychisch angegriffen ist, kann es auch bei der natürlichen Verschmelzung von Samen- und Eizelle zu erheblichen Problemen kommen. Viele befruchtete Embryonen gehen noch vor der Einnistung wieder ab. Andere nisten sich zwar ein, aber der ursprüngliche Misston wird an alle daraus entstehenden Zellen weitergegeben. Methoden, die diese frühen Traumen aufdecken und therapieren, sind daher sehr wichtig. Die Kinesiologie, verschiedene Körpertherapien und die Regressionstherapie beziehen die Entstehungsphase des Menschen mit ein und leisten damit Pionierarbeit. Hebammen berichten, dass die erste Geburt einer Frau oft ähnlich verläuft wie deren eigene – warum sollte es also nicht auch Parallelen bei der Zeugung geben?

Was uns heute selbstverständlich als etablierte Methode präsentiert wird, ist nicht mehr als ein Experiment mit ungewissem Ausgang. Von 61.724 reproduktionsmedizinischen Behandlungen im Jahr 2004 endeten lediglich 5791 mit einer Geburt. Das sind mit etwa neun Prozent wahrlich keine sonnigen Aussichten. Bei knapp 56.000 Behandlungen ist also etwas schiefgelaufen. Gelistet sind 2634 Aborte. Achtzehn Prozent der durch IVF gezeugten Einlinge und dreiundsiebzig Prozent der IVF-Zwillinge kommen zu früh zur Welt. Weit über die Hälfte der extremen Frühchen trägt lebenslange, zum Teil schwer wiegende Behinderungen davon. IVF-Kinder sind einer doppelt so hohen Gefährdung ausgesetzt, mit einem schweren Geburtsfehler an Niere oder Herz zur Welt zu kommen, als Kinder, die natürlich gezeugt werden. Dies ist das Ergebnis mehrerer internationaler und deutscher Studien. Kinder, die per IVF gezeugt werden, kommen auch doppelt so häufig mit einem Geburtsgewicht unter 2,7 kg zur Welt. Ein zu niedriges Geburtsgewicht erhöht das Risiko einer Entwicklungsverzögerung um das Dreifache. Das Versprechen, ein gesundes Kind zu gebären, erweist sich bei näherem Hinsehen als sehr schwach. Auch im weiteren Leben erkranken IVF/ICSI-Kinder häufiger an seltenen Krankheiten. So tritt beispielsweise das Beckwith-Wiedemann-Syndrom, aber auch Krebs bei IVF Kindern häufiger auf, wie Wissenschaftler der Cambridge University ermittelten.

Inzwischen kommen die ersten per IVF gezeugten Kinder selbst ins fortpflanzungsfähige Alter. Nun zeigt sich, was Kritikerinnen schon lange befürchtet haben: Mittels IVF-gezeugte Männer haben selbst häufig Fruchtbarkeitsprobleme. Wie das Magazin GEO in seiner Februar-Ausgabe 2008 berichtete, verfügen »Reagenzglas-Jungen« als Jugendliche im Schnitt über eine sechsundvierzig Prozent geringere Spermienkonzentration und über deutlich weniger mobile Samenzellen sowie über insgesamt zwanzig Millionen Spermien weniger pro Probe als ihre natürlich gezeugten Geschlechtsgenossen. Außerdem kreist weniger Testosteron in ihrem Blut und ihr Hodenvolumen ist geringer. Dies ist das Ergebnis der Forscherin Tina Kod Jensen aus Kopenhagen. Sie hatte Spermien- und Blutproben von 1925 jungen Männern untersucht, die zwischen 2001 und 2005 für den Wehrdienst gemustert wurden. Die Mütter der Rekruten kreuzten in einem Fragebogen an, ob die Schwangerschaft natürlich oder künstlich zustande gekommen war.

Als Ursache für diese um fast fünfzig Prozent geringere Zeugungsfähigkeit kommen eisprungauslösende Hormone in Betracht, die Frauen vor der Behandlung verabreicht werden und die sich offenbar lange im Körper halten. In Tierversuchen hat sich gezeigt, dass diese Wirkstoffe bei Nachkommen zu Fehlbildungen des Uro-Genitaltraktes führen.

Das Risiko von Fehlbildungen ist besonders bei der ICSI-Methode erhöht. Dies zeigen Ergebnisse des Geburtenregisters *Mainzer Modell* an der Uni-Kinderklinik in Mainz: Bei Geburten nach spontaner Konzeption waren 7,1 Prozent der Kinder fehlgebildet; bei IVF waren es 9,5 Prozent und bei ICSI 22,8 Prozent.

Die Wahrscheinlichkeit, ein behindertes Kind zur Welt zu bringen, erhöht sich bei der ICSI-Methode um das 2,7-fache. Das ist vergleichbar mit dem Risiko, das Verwandte bei einer Zeugung eingehen. Von Verwandtenehen wird dringlichst abgeraten, sie sind mit einem Tabu belegt und werden sogar juristisch verfolgt. ICSI dagegen wird auf den Homepages der Reproduktionscenter als sichere Methode angepriesen, um Kinder zu bekommen. Risiken werden heruntergespielt oder ganz ausgeklammert.

Allerdings wachsen die Zweifel. Zumindest in Fachzeitschriften werden die Risiken inzwischen ernst genommen. Die möglichen Erbschäden und ihre Konsequenzen sind bekannt. Als Ursachen gelten so genannte Imprinting-Defekte. Dies bedeutet, dass die Gene fehlerhaft geprägt sind. Damit sich neues Leben gesund entwickeln kann, müssen zahlreiche Gene zum jeweils richtigen Zeitpunkt an- und ausgeschaltet werden – sonst entstehen Fehlbildungen, die tödlich sein können. Dies geschieht in einer frühen Entwicklungsphase; deshalb sind Embryonen äußerst empfindlich.

Der Tiermediziner Heiner Niemann vom Institut für Tierzucht in Mariensee bei Hannover warnt schon seit Jahren davor, dass die künstliche Befruchtung außerhalb des Mutterleibs Imprinting-Defekte verursachen kann. Er ist überzeugt, dass besonders die künstliche Umgebung in den ersten Tagen, ehe der Embryo verpflanzt wird, fatal ist. »In natürlicher Umgebung gibt es einen steten Austausch und Wechsel von Nähr- und Signalstoffen zwischen Mutter und Embryo.« In der Petrischale hingegen schwappt der Embryo immer in derselben Flüssigkeit. Falls sie gewechselt wird, kann es mehr schaden als nützen. Außerdem fehlt der emotionale Austausch mit der Mutter. Er findet bereits statt, wenn sich die Mutter noch gar nicht bewusst ist, dass sie ein Kind erwartet.

An Rindern machte Niemann Versuche, die an Menschen undenkbar wären: Unter möglichst gleichen Bedingungen erzeugte er Embryonen. Er maß, wie sich die Aktivität der Gene in utero – also in natürlicher Umgebung – von den Genaktivitäten im Labor unterscheidet. Er konnte erhebliche Unterschiede für fast jedes untersuchte Gen feststellen.

Hans Schöler, Direktor am Max-Planck-Institut für Molekulare Biomedizin in Münster meint:»Da kann schon das Öffnen des Brutschranks einen Effekt haben.« Im Journal für Reproduktionsmedizin und Endokrinologie heißt es sogar:»Auch fünfundzwanzig Jahre nach der Geburt des ersten durch IVF entstandenen Kindes liegen keine ausreichenden Studien zur Abschätzung eines möglichen epigenetischen Risikos durch IVF/ICSI vor.« Die Reproduktionsmediziner fahren in ihrer Arbeit fort, ohne zu wissen, was sie tun. Dies ist ein Skandal, doch der Aufschrei in der Öffentlichkeit bleibt aus. Dabei ist derzeit wahrscheinlich nur ein Bruchteil der Gefahren und Risiken bekannt. Einige Forscher weisen sogar darauf hin, dass bei IVF/ICSI ähnliche Probleme auftauchen könnten, wie bei geklonten Wesen. Wir sehen nur die Spitze des Eisbergs, aber die Reprocenter sitzen auf der Brücke der Titanic und rasen mit unverminderter Geschwindigkeit weiter.

Weitere Eingriffe werden vorbereitet. Noch bevor die Embryonen in den Mutterleib eingesetzt werden, sollen sie genetisch untersucht werden. Man nennt dieses Verfahren Präimplantationsdiagnostik PID. Das Ziel ist, die belasteten Embryonen im Vorfeld aussortieren zu können. Zugleich hoffen die Reproduktionsmediziner, damit die Statistiken zu bereinigen. Zwar ist PID zunächst nur für so genannte Hochrisikopaare vorgesehen, doch eine Ausweitung wird stillschweigend vorausgesetzt. PID-Befürworter fürchten die Aufstellung einer Indikationsliste. Der Schuss könnte nach hinten losgehen. Denn um den Embryo genetisch zu untersuchen, werden ihm im Blastozytenstadium (acht Zellen) zwei Zellen entnommen. Genau dies könnte sich fatal auswirken. Denn wenn bereits die erste Zellteilung Entscheidendes festlegt, bleibt die Entfernung einer der frühen Zellen sicherlich nicht ohne Bedeutung. Darauf haben inzwischen mehrere Embryologen hingewiesen.

Es ist mehr als fraglich, ob die Vorauswahl mit PID die in sie gesetzten Hoffnungen erfüllen kann. Schwere Erbkrankheiten würden zwar früh erkannt, doch die meisten Kinder, die nach IVF oder ICSI behindert sind, erwerben sich ihre Defizite durch die Fortpflanzungsmethode oder ihre Folgen. Die künstliche Befruchtung selbst ist für viele Behinderungen verantwortlich. Es kann sein, dass den so genannten Hochrisikopaaren ein gesundes Kind versprochen wird – frei von der befürchteten erblichen Belastung. Ihr Kind mag nicht die gefürchtete Erbkrankheit haben, ist aber deshalb nicht unbedingt »gesund«.

II. Die seelische und spirituelle Dimension einer Schwangerschaft

Die Energie von Zeugung und Empfängnis

Die Frage, welche Energie bei der Zeugung und Empfängnis eines Kindes freigesetzt wird, spielt eine große Rolle. Körpertherapeutische Methoden wie die Metamorphose lehren, wie durch sanfte Energiearbeit an den Füßen vorgeburtliche Erfahrungen zugänglich gemacht werden können. In Regressionstherapien kann man herausfinden, wie sich die Erfahrungen der eigenen Entstehung noch Jahrzehnte später hemmend auf die Fähigkeit auswirken können, selbst ein Kind zu empfangen oder zu zeugen. Den einzelnen Stadien der Menschwerdung, der Zeit vor und nach der Empfängnis, der Reise des Spermiums und der Eizelle wohnt eine besondere Energie inne, die zu verstehen bei der Erfüllung des Kinderwunsches helfen kann.

Wir alle haben in der Schule gelernt, dass neues Leben mit der Vereinigung von Samen- und Eizelle und mit der ersten Zellteilung beginnt. Doch bereits Samen- und Eizelle bringen eine Geschichte mit, die sich sogar auf nachfolgende Generationen auswirken kann:

Eine meiner Klientinnen, Sonja, hatte bereits drei Fehlgeburten erlitten, ohne dass ein medizinischer Grund vorlag. In der Regressionstherapie erkannte sie die ambivalente Haltung der eigenen Mutter. Ihre Mutter hatte nur geheiratet, um dem Elternhaus zu entgehen, lehnte aber Sonjas Vater innerlich ab, weil sie sich bei ihm emotional nicht geborgen fühlte. Diese Energie prägte Sonjas Zeugung. Die mütterlichen weißen Blutkörperchen wehrten die Spermien ab. Nach der

Befruchtung erlebte der Embryo sowohl den Eileiter als auch später den Uterus nicht als warm und aufnahmebereit, sondern als kalt und abweisend. Bereits bei der Einnistung und erst recht, nachdem sich die Nabelschnur gebildet hatte, spürte der Embryo energetische Angriffe, gegen die er sich verschließen musste, anstatt genährt zu werden. Sonja verstand und fühlte, dass sie die Abwehr ihrer Mutter unbewusst wiederholte, indem sie ihrer befruchteten Eizelle nicht gestattete zu bleiben.

Zum Zeitpunkt der Empfängnis haben Spermium und Eizelle bereits viele Stadien bewältigt. Auch die Befruchtung selbst besteht laut Karlton Terry aus vielen einzelnen Schritten. Jede Phase hat ihren eigenen Charakter. Einige Momente sind lustvoll und angenehm, andere schwierig, angstauslösend oder anstrengend. Diese Erfahrungen wirken im späteren Leben weiter.

Für manche Leserinnen und Leser mag schwer vorstellbar sein, dass so viel vor der ersten Zellteilung passiert, und vor allem, dass die Art unserer Entstehung wiederum unsere eigene Zeugungs- und Empfängnisfähigkeit beeinflussen kann. Doch aus der Praxis weiß ich, dass die Arbeit an frühen, unbewussten Erfahrungen heutige Probleme lösen kann. Wir können Muster, die uns jahrelang begleitet haben und die wir schon als einen unveränderlichen Teil unserer Persönlichkeit akzeptiert haben, dauerhaft überwinden, wenn wir unsere präkonzeptionellen und pränatalen Erlebnisse körperlich und seelisch integrieren. Und wir können der Erfüllung eines Kinderwunsches ein Stück näherkommen, wenn wir die Energie unserer eigenen Zeugung verstehen.

Die Reise des Spermiums

Das Leben eines Spermiums beginnt mit Warten, Ruhe und Gelassenheit. Erst bei der Ejakulation ist höchste Energie aktiviert, und die Spermien werden herausgeschleudert. Sie verlassen den männlichen Körper und beginnen ihre lange Reise bis zur Eizelle, die durchaus mit Gefahren verbunden sein kann. Wenn die Spermien im weiblichen Körper eintreffen, müssen sie sich einem sauren Zellmilieu anpassen. Dies mag sich anfühlen wie eine Lähmung oder wie eingefroren. Nur drei Vierteln aller Spermien gelingt diese Anpassung. Den langen Weg zur Eizelle können wir uns vorstellen wie die letzten zehn Kilometer eines Marathons. Erschöpfung macht sich breit, aber auch der Drang durchzuhalten und Siegeswille. Mögliche Angriffe der mütterlichen weißen Blutkörperchen können sehr irritierend sein. Am Ziel der Reise wartet schließlich das gigantisch große Ei – hunderttausendmal größer als das kleine Spermium.

In Regressionen können wir alle väterlichen Emotionen während dieser Reise spüren: Vaters Einstellung zu unserer Mutter, seine Ambivalenzen, seine Ängste, seine Lust, seine Kraft und vor allem seine männliche, vorwärts drängende Energie. Das Gleiche gilt für die unbewussten Signale der Mutter: versteckte Ablehnung – vielleicht gegen ihren eigenen Körper –, unbewusste traumatische Erfahrungen aus ihrer Kindheit, ihre Freude und Lust, aber auch ambivalente Gefühle gegenüber unserem Vater oder der Schwangerschaft.

Die Reise der Eizelle

Ebenso wie für das Spermium steht auch für die Eizelle am Anfang eine Wartezeit. Allerdings dauert sie Jahrzehnte, da sich der Eierstock der Mutter bereits bildete, als sie selbst noch Embryo war. Deshalb sind die Erfahrungen und Einstellungen der mütterlichen Linie sehr prägend. Beim Eisprung verlässt das Ei den Eierstock, was emotional mit einem Gefühl von Abschied und Trauer, aber auch von Konkurrenz und Wettbewerb einhergehen kann. Hier findet sich auch der innere Widerstand der Seele, überhaupt ins Leben zu gehen.

Danach wird das Ei vom Fimbrientrichter und anschließend vom Eileiter aufgenommen. Diese kurze Zeit, bis sich das Ei sicher im Eileiter befindet, kann mit Gefühlen von Orientierungslosigkeit, Verlorenheit oder Ängsten ebenso verbunden sein, wie mit einem genussvollen Dahingleiten. Altes wurde verlassen, das Neue ist noch nicht am Horizont erkennbar. Das Ur-Vertrauen, Dinge geschehen zu lassen, kann wie eine Prüfung sein und wird in dieser Phase beeinflusst.

Die Fortsetzung der Reise bringt den ersten Kontakt mit der Enge des mütterlichen Eileiters, der als warm, sicher, weich und glatt oder auch als hart, dunkel und feindlich empfunden werden kann. Wird diese Phase als Überlebenskampf empfunden, können sich auch noch Jahrzehnte später Auswirkungen zeigen. Schließlich nähern sich die Spermien, und die Konzeption steht unmittelbar bevor.

Die Konzeption

Die wenigen siegreichen Spermien nähern sich dem Ei und müssen mehrere Zellschichten überwinden, ehe sie zu seiner löcherigen Oberfläche gelangen. Das sich drehende, riesengroße Ei wählt ein Spermium aus. Die biologischen Transformationsvorgänge beginnen, sobald der Kopf der Samenzelle über biochemische Verbindungen mit dem Ei verbunden ist.

In diesem komplexen Vorgang können tiefe traumatische Erlebnisse ihren Ursprung haben, die auch als Konzeptions-Schock bezeichnet werden. In Regressionen erleben sich Klienten aus der Perspektive des Spermiums als gefangen, sich innerlich entfernend oder zusammengepresst. Kein Wunder, denn als individuelle Zelle stirbt das Spermium, um sein Gen-Material in der Eizelle freizugeben. Sein Leben setzt sich fort, aber in einer anderen Form.

Diese traumatische Erfahrung kann sich hemmend auf die Zeugungsfähigkeit auswirken. Migräne und Panikattacken oder auch körperliche Hyperaktivität können hier ihren Ursprung haben. Manchmal wird die Schwere des Traumas erst klar, wenn es erfolgreich bearbeitet ist und sich die Symptome dauerhaft auflösen.

Wie sich die Seele verkörpert, ist bei jedem Menschen individuell und einzigartig. Stets ist es ein heiliger Moment, der ähnlich wie das Sterben, wenn die Seele den Körper wieder verlässt, fließend sein kann. Schon vor der Konzeption kann die Seele gefühlsmäßig mit der Samen- oder Eizelle verbunden sein. Sie kann sich während der Empfängnis oder später in einer Wellenbewegung hinein- und hinausbewegen. Die Verkörperung der Seele wird von vielen Klienten wie ein stetig fortschreitender Verdichtungsprozess empfunden.

Die Zeit nach der Empfängnis

Wenn wir davon ausgehen, dass die Empfängnis mit der ersten Zellteilung beginnt, nimmt hier auch die postkonzeptionelle Zeit ihren Anfang. Spermium und Ei treffen im Eileiter zusammen, und das sich ständig teilende Ei rollt den Eileiter hinab. Dies ist kein wirklich aktiver Vorgang, und diese Passage kann mit unterschiedlichen Erfahrungen verbunden sein. Die Nährstoff-Qualität im Eileiter der Mutter enthält nicht nur Wasser und die Zucker- oder Eiweißmoleküle, die die Eizelle braucht, sondern auch emotionale Informationen in Form von Neuropeptiden oder Gifte wie Nikotin oder Alkohol. Manche Klienten beginnen zu husten, wenn sie diese Phase verarbeiten, denn das Zellbewusstsein trägt diese Stoffe noch in sich und möchte sich von ihnen befreien.

Auch der tiefe Fall in den Eileiter ist mit der Erfahrung von Verdichtung verbunden. Fall-Träume haben hier oft ihren Ursprung. Die allmählich hungrige Eizelle verliert ihre schützende Schale und nistet sich in der Gebärmutter ein. Das muss sie tun, weil sie sonst zugrunde geht. Und sie muss nehmen, was es gibt – seien es fruchtbare, üppige Landschaften, Nährstoffe jeder Art oder auch eine kalte, verspannte und karge Umgebung, die das neue Zuhause wird. Der erste physische Kontakt zwischen Mutter und Kind, wenn die Nabelschnur sich nur wenige Tage später zu bilden beginnt, kann entscheidend dafür sein, ob es zu einer Fehlgeburt kommt oder ob die Seele bleibt.

Das Ungeborene ist in der ersten Zeit ungeschützt und verletzlich. Dieser Zustand bleibt erhalten, auch wenn die Mutter zu ahnen beginnt oder später sicher weiß, dass sie schwanger ist. Konflikte in der Partnerschaft finden sich ebenso im Erfahrungsschatz des Ungeborenen, wie stressreiche Situationen unmittelbar nach der Konzeption.

Was bedeutet dieses Wissen für werdende Eltern? Vater und Mutter sind dafür zuständig, für ein gutes Klima zu sorgen. Das muss keine spezielle Diät sein, doch es ist sicherlich eine gute Idee, bereits beim Auftauchen des Kinderwunsches mit dem Rauchen aufzuhören, für eine ausgewogene Ernährung zu sorgen und auf eine ausgeglichene Lebensführung zu achten. Vor allen Dingen ist eine gesunde Psychohygiene wichtig. Dies bedeutet, verdrängte negative Gefühle aus der Kindheit oder die ablehnenden Körpergefühle der Großmutter oder Mutter während deren Schwangerschaft bewusst zu klären und aus dem eigenen Körper zu entlassen.

Die seelischen und energetischen Folgen einer künstlichen Befruchtung

Was bedeutet es, wenn künstlich in den Ablauf der Zeugung eingegriffen wird? Was passiert energetisch? Oder auch: Was geschieht nicht? Manche Ärzte sehen in der künstlichen Befruchtung eine Traumatisierung. »Sie kann die natürliche Intimität und die hohe emotionale Befriedigung nicht ersetzen, die entsteht, wenn zwei Menschen sich vereinigen, um neues Leben zu schaffen«, meint die amerikanische Gynäkologin Christine Northrup.

Welche Bedingungen herrschen in der Petrischale vor? Schon die Gewinnung von Eizelle und Spermium ist energetisch belastet und stressbeladen. Laut Christine Northrup tragen die Gameten die Spuren ihrer Entstehung in sich: »Meiner Meinung nach hat die Samenflüssigkeit, die beim Geschlechtsakt mit einer geliebten Frau ausgestoßen wird, eine ganz andere energetische Qualität, ja sogar andere physiologische Eigenschaften als die, die in einer Krankenhaustoilette durch Masturbation beim Betrachten pornografischer Bilder produziert wird.« Auch die Eizellen erinnern die künstliche Reifung.

Um die energetischen Auswirkungen einer künstlichen Befruchtung zu verstehen, müssen wir tiefer in die Embryologie eintauchen: Die Menschwerdung, die Reise der Seele in den menschlichen Körper, ist immer individuell geprägt. Wir haben bereits gesehen, was bei der Reise von Spermium und Eizelle und bei dem komplexen Vorgang der Konzeption selbst geschieht, und welche Energie bei Zeugung und Empfängnis eine Rolle spielt. Kaum jemand kennt diese Ur-Erfahrungen von sich selbst, und das ist mehr als bedauerlich. Denn die psychischen Prägungen in diesem frühen Stadium können für unsere späteren Denk- und Verhaltensmuster mitverantwortlich sein.

Deshalb ist es besonders effizient, mit diesen frühen Stadien in Regressionen und körpertherapeutisch zu arbeiten. Diese Therapien widmen sich unserem Anfang. Wir können damit an der Position der ersten Dominosteine in einer langen Reihe arbeiten und so positiv beeinflussen, wie, wann und ob die folgenden Steine umfallen. Wenn wir am Entstehungsort unserer Muster positive anstatt traumatische Erfahrungen dauerhaft verankern können, lassen sich damit auch im Nachhinein und Jahrzehnte später problematische Verhaltensweisen erfolgreich auflösen. Wir werden Ihnen später diese Therapieformen ausführlich vorstellen.

Die Seele ist im Menschen verkörpert. Doch wie, wann genau und in welcher Phase der Konzeption manifestiert sie sich? Dazu gibt es unterschiedliche Ansichten. Der Moment, in dem die Seele sich fühlbar einstellt, ist ebenso individuell wie die Art und Weise, wie sie wahrgenommen wird. Manche Klienten identifizieren sich mit der Eizelle oder mit dem Spermium, oder sie haben das Gefühl, die Seele warte während des Konzeptionsvorganges außerhalb. Einige nehmen ihre Seele als weißes oder gelbscheinendes Licht wahr, andere als eine Ruhe und Zuversicht ausstrahlende Kraft. Dies sind ganz besondere Momente im therapeutischen Prozess. Oft halten Klienten und Begleiterin ehrfürchtig inne.

Es kann vorkommen, dass die Seele in bestimmten Phasen der Konzeption, zum Beispiel wenn der Kopf des Spermiums vom Ei vereinnahmt wird, in einen energetischen Schock fällt. Dies gilt auch für eine natürliche Konzeption. Wie durch einen Klettverschluss haftet das Spermium zunächst durch biochemische Vorgänge an dem Ei. Die Oberfläche des Spermiumkopfes (Akrosom) wird abgetragen. Dies kann sich wie heftige Nadelstiche anfühlen. Gleichzeitig wird es in die Eizelle hineingezogen. Manche Klienten empfinden den Druck als so heftig, dass er ihnen den Atem nimmt. Dieser embryologische Vorgang kann sich wie eine Vernichtung anfühlen.

Auch in späteren Stadien, wenn das befruchtete Ei durch den Eileiter wandert, sich einnistet, wenn die Schwangerschaft erkannt wird oder bei der Geburt selbst, kann es zu energetischen Blockaden kommen. Wenn diese Blockaden nicht bearbeitet werden, bleiben sie bis ins Erwachsenenalter bestehen und zeigen sich in unterschiedlichen Verhaltensmustern. Denn in der bewussten Wahrnehmung von der Zeugung bis zur Geburt gibt es Lücken.

Einer meiner Klienten, Klaus, war nicht in der Lage, auf Fragen konkret zu antworten. Auf Angebote und Vorschläge reagierte er wie gelähmt. Er versuchte auszuweichen und verlor sich schließlich wortreich in einer immer undeutlicheren Sprache und sich weit verzweigenden Erklärungen. Sein Blick wurde leer, seine Augen schwer. Ich konnte seine Lähmung und Müdigkeit körperlich spüren. Auch in seiner Partnerschaft war Klaus nicht in der Lage, auf Wünsche oder Kritik zu reagieren oder eine verbindliche Zusage einzuhalten. Durch die Regressionstherapie lernte er zunächst, seine Lähmung zu bemerken. Als wir die Schlüsselszene seiner Konzeption therapeutisch bearbeiteten, konnte er körperlich spüren, mit wie viel Gewicht das Spermium damals zusammengepresst worden war. In die Eizelle hineingezogen zu werden, war für das Spermium ein Schock, der Klaus noch als Erwachsenen lähmte. Durch die Therapie entwickelte er zunächst einfache Strategien – wie aufzustehen und bewusst zu atmen, um nach der Auflösung des Traumas diese Lähmung wieder hinter sich lassen zu können.

Klaus war kein künstlich gezeugtes Kind. Trotzdem hatte seine Seele einen Schock erlitten. Muss nicht bei einer künstlichen Befruchtung der Schock noch größer sein? Der medizinische Prozess der Reproduktion läuft den im Menschen verankerten genetischen Programmen für Zeugung und Schwangerschaft diametral entgegen. Allein die Anwesenheit so vieler Personen bei der Konzeption wirft neue Fragen auf. Was es für eine Eizelle bedeutet, gespendet, entnommen, befruchtet und einer anderen Frau eingepflanzt zu werden, wurde bisher nicht ausreichend erforscht. Doch um die seelische Verfassung künstlich gezeugter Kinder nachzuvollziehen, müssen wir uns diesen Fragen stellen. Künstlich gezeugte Kinder müssen die Chance haben zu heilen, damit sich ihre Seelen damit aussöhnen können, wie sie ins Leben gekommen sind.

Jedes Kind ist anders. *Das* IVF-Kind gibt es nicht. Und doch ist ihnen die Art der Befruchtung und die medizinisch engmaschig kontrollierte Schwangerschaft gemeinsam. Die Angst, das Baby zu verlieren, begleitet die Schwangerschaft. Nicht wenige Frauen wollen sich immer wieder vergewissern, dass ›alles in Ordnung‹ ist. Viele Schwangere wünschen sich eine ständig sichtbare, medizinisch messbare Bestätigung. Das gilt insbesondere dann, wenn das Vertrauen in die eigene Wahrnehmung nachhaltig erschüttert ist. Die Schwangerschaft einer Frau, die bereits Fehlgeburten erlitten hat, wird ständig auf dem Prüfstand stehen. Das mag nachvollziehbar sein, doch der Stress bleibt psychisch nicht ohne Folgen.

Die Ängste der Mutter werden dem Ungeborenen bereits pränatal durch Neuropeptide über die Nabelschnur vermittelt. Nach der künstlichen Befruchtung ist dies eine weitere Invasion, gegen die sich das kleine Wesen nicht schützen kann. In diesem frühen Entwicklungsstadium hat der Fetus nicht viele Möglichkeiten, damit umzugehen. Er kann einen Teil des Stresses über Bewegung abbauen, der Rest bleibt in Körper und Seele gespeichert. – Im Übrigen wird auch unerwünschten Kindern die Ablehnung über die Nabelschnur vermittelt. Auch bei ihnen sitzt diese Erfahrung tief und formt spätere Verhaltensmuster und Bewältigungsstrategien. – Abwehr kann als wohltuend oder stressreduzierend erlebt werden. Dazu gehört, dass sich Säuglinge beim Schreien durchbiegen, die Brust verweigern oder Nahrung erbrechen. Essstörungen bei Jugendlichen und jungen Erwachsenen lassen sich vor diesem Hintergrund auch als Folge einer pränatalen Störung verstehen, die therapierbar ist.

Babys, die durch künstliche Befruchtung entstanden sind, können besonders pflegeleicht sein. Manche nehmen sich zurück, schlafen viel, drücken die eigenen vitalen Bedürfnisse kaum aus und wirken in sich gekehrt oder apathisch. Oder sie entsprechen dem anderen Extrem: Sie zeigen eine auffällige Unruhe, gepaart mit Schlaf- und Stillproblemen, schreien stundenlang und lassen sich nicht beruhigen. In jedem Fall brauchen diese Kinder sehr viel Aufmerksamkeit. In einigen Gefühlslagen reagieren sie nur schwach oder emotional unangemessen. Experten nehmen dieses Verhalten als Trauervermeidung, als Resignation oder Verzweiflung wahr, das seinen Ausdruck in der Körpersprache, Gestik, Mimik und im Verhalten findet. Häufig sind die Kinder bindungsgestört und verweigern den Kontakt – beispielsweise erkennbar an der Vermeidung von Blickkontakt.

Es ist sinnvoll, die künstliche Zeugung mit in die Therapie einzubeziehen. In einigen Richtungen der Baby- und Kindertherapie arbeitet man mit diesen individuellen Ausdrucksformen und versucht, sie im Kontext der Ursachen zu verstehen. Die Therapeuten hören dem Baby offen und voller Mitgefühl zu. Sie nehmen rezeptiv auf, wie es »seine Geschichte erzählt« und damit seinem Trauma Ausdruck verleiht. Dann »übersetzen« sie den Eltern die Sprache des Babys. Wenn die Eltern fühlen, was ihr Kind erlebt und es empathisch begleiten können, beginnt der Heilungsprozess für das Baby und, damit einhergehend, meist auch für die Eltern.

Das von den Eltern so sehnsüchtig erwartete ›Bündel voller Glück‹ stellt sich oft zur großen Enttäuschung nicht ein. Viele Eltern verstehen nicht, dass ihr Baby wie außer sich oder apathisch wirkt, oder dass ihr Kind emotional so wenig zugänglich ist. Sie empfinden es als tiefe Kränkung, wenn ihr Kind den Blickkontakt verweigert. Manche Eltern sind sprach- und fassungslos, wenn sie verstehen, wie das Verhalten ihres Babys mit der Art seiner Zeugung zusammenhängen kann.

Trotz des hohen Aufwands lohnt es sich, Kindern die Chance zu geben, aus ihrem seelischen Schock herauszufinden. Die Trauma-Therapie kennt den Begriff ›Freeze‹, und tatsächlich wirken diese Babys und Kinder häufig wie emotional eingefroren. Häufig müssen sie außerdem den Verlust von mindestens einem Zwilling verkraften. Sie wissen intuitiv von ihren ›eingefrorenen Geschwistern‹ und beginnen später, von ihnen zu träumen, nach ihnen zu fragen und sich mit ihnen zu beschäftigen:

Sebastian, ein fünfjähriger, künstlich gezeugter Junge, brachte zur Therapie stets Spielzeug mit. In der ersten Sitzung nahm er Kontakt zu mir auf, indem er mir die Spitze des Kanonenrohres seines Fantasie-Raumschiffes in den Oberarm stach und dazu sagte: »Pieks!«

Damit reproduzierte er seine erste Kontaktaufnahme mit der Welt, wie er sie erfahren hatte. Wir spielten, von mir nur mit wenigen gezielten Kommentaren unterstützt, die traumatischen Szenen seiner Zeugung nach. Wer weiß, wie eine künstliche Befruchtung abläuft, erkennt die einzelnen Stationen. Sebastian inszenierte einen feindlichen Angriff, eine gewaltsame Entführung, den Tod von Brüdern und Schwestern und eine unfreiwillige Gefangenschaft. Er stellte viele Fragen und wurde zornig oder traurig. In den Wochen zwischen den Sitzungen träumte und malte er viel. Im Laufe der Sitzungen veränderte sich Sebastians Verhalten. Er lernte Blickkontakt aufzunehmen und zu halten, fasste Vertrauen und machte vor allem im Sozialverhalten große Entwicklungsschritte.

Eine therapeutische Aufarbeitung der Geburt beginnt sinnvollerweise erst, wenn die vorgeburtliche Lebenszeit erfolgreich bearbeitet wurde. Die Therapie basiert auf exaktem Wissen der embryologischen und psychologischen Vorgänge und beinhaltet Elemente der Spieltherapie und Körpertherapie.

Wo Embryologie und präkonzeptionelle Psychologie sich treffen, beginnt sich der Raum für Spiritualität und Heilung zu öffnen. Ebenso, wie mit Kindern spielerisch ihre Geburt aufgearbeitet werden kann, können auch einzelne Stationen der Zeugung direkt oder indirekt heilsam nachgestellt werden. Wir wissen, dass auch die psychische und physische Situation der Schwangeren Auswirkungen auf das Kind hat. Forschungen, die sich mit den Folgen von Stress während der Schwangerschaft auseinandersetzen, kommen zu dem Ergebnis, dass Kinder, die im Mutterleib Stress ausgesetzt waren, im späteren Leben anfälliger sind. Der Pränatalpsychologe Ludwig Janus macht darauf aufmerksam, dass destruktives menschliches Verhalten primär auf einer Bindungsstörung beruht. Freude und Kummer werden ebenso wie unser Nervensystem im Mutterleib geprägt. Auch die Medizin sieht mittlerweile die Langzeitwirkungen. Es ist statistisch nachgewiesen, dass die Ernährungsbedingungen in der Schwangerschaft mit dazu beitragen, ob ein Mensch später an Bluthochdruck oder Diabetes erkrankt. Was liegt also näher, als eine Frau in ihrer

Schwangerschaft zu unterstützen. Eine entspannte, glückliche Mutter ist das Beste, was wir unseren heranwachsenden Kindern mitgeben können. Gerade bei einer künstlichen Befruchtung ist es daher sinnvoll, möglichst früh Kontakt zum Kind aufzunehmen. Vielleicht sogar bevor das neue Menschenkind in den Mutterleib gesetzt wird. Ein innerer Kontakt mit der Seele des Kindes ist lange vor der Zeugung möglich – warum sollten wir dieses Wissen nicht auch im Falle einer künstlichen Befruchtung anwenden? Künstlich gezeugte Kinder brauchen geistige und seelische Unterstützung besonders dringend. Wir sind der Meinung, dass sich Kinder ihre Eltern und die Umstände vor, aber auch nach und während der Geburt genau aussuchen. Wir sind davon überzeugt, dass wir auf die Welt kommen, um zu lernen. Demnach bringen wir bestimmte Lern- und Lebensaufgaben mit. Um sie erfüllen zu können, suchen wir uns lange vor der Zeugung die passenden Bedingungen aus. Manche Autoren glauben, dass sich Eltern und Kinder sogar in einer anderen Dimension »verabreden«. Wenn wir davon ausgehen, haben Kinder, die mit Hilfe der Reproduktionsmedizin geboren werden, dieser Zeugungsart zugestimmt. Denn wir können Kinder nicht gegen ihren Willen ins Leben zwingen. Der Lebenswille eines Kindes muss gegeben sein, und wenn es kommt, bringt es sein Lebensziel mit.

Oft versterben Kinder bereits im Mutterleib. Dann stürzen Mütter und Väter in eine mit tiefen Schmerzen verbundene Krise. Doch auch dies hat seinen Sinn. Könnte es nicht sein, dass die Kinder ihren Eltern den Weg weisen wollen? Dass sie ihnen die Chance geben, sich mit spirituellen Themen auseinanderzusetzen? Jedes Elternpaar, das dieses Schicksal teilt, wird etwas anderes lernen müssen. Seine Aufgabe kann jedes Paar nur für sich selbst herausfinden. Die Zeit, die eine Seele auf dieser Erde zubringt, ist nur ein winziger Ausschnitt ihres gesamten Lebens. Unser irdisch begrenzter Verstand kann sich nur schwer ein Bild von den Dimensionen machen. Auch eine Seele, die sich vor der Geburt wieder zu gehen entscheidet, steht in enger Beziehung zu ihren Eltern und Geschwistern. Sie kann als – vielleicht unerkannter und unbemerkter – Ratgeber fungieren. Auch für die geborenen Geschwister dieser Sternenkinder hat der Verlust Auswirkungen. Die Überlebenden kämpfen mit spezifischen Problemen, wie Eveline Steinemann in ihrem Buch *Der verlorene Zwilling* beschreibt.

Wer so denkt, gewinnt eine neue Sicht auf Embryonen. Es wird fast unvorstellbar, nicht gebrauchte Embryonen für Forschungszwecke freizugeben, damit Stammzelllinien aufgebaut werden können – für eine einzige Stammzelllinie sind fünfhundert Embryonen nötig! Wenn wir bereits den Embryo von der ersten Zellteilung an als winziges Menschlein betrachten, kommen wir nicht umhin, ihn mit Menschenwürde zu behandeln.

Psychologen behandeln in letzter Zeit gehäuft Kinder, die künstlich gezeugt wurden. Meist wissen die Therapeuten bei Beginn der Behandlung nichts davon. Erst im Verlauf der Therapie stellt es sich im Elterngespräch heraus. Der Psychotherapeut Karlton Terry aus Colorado berichtet jedoch, er erkenne inzwischen Kinder aus IVF-Zyklen schnell. Terry beschreibt folgende Symptome, die er für typisch hält:

- Erschwerter Ablösungsprozess von der Mutter
- Probleme mit emotional intensiven Situationen, die auf den ersten Blick wenig traumatisch erscheinen
- Große Furcht vor Nadeln und Ängste, geschnitten oder gestochen zu werden
- Herumlaufen wie »in Trance«, Fremdheitsgefühl im eigenen Körper
- Vermeidung von Körperkontakt – die Kinder »kuscheln« nicht
- Schwierigkeiten bei der Identitätsfindung
- Schrei-Babys

Osteopathen berichten darüber hinaus von speziellen Verspannungen im Körper.

Karlton Terry führt diese Symptome auf die erzwungene, unnatürliche Verschmelzung von Spermium und Eizelle zurück. »Wenn wir an ein Zellbewusstsein glauben, dann formt die heroische Reise, die das Sperma und die Eizelle zurückgelegt haben, wichtige Landschaften und Erfahrungen in unserer Psyche, so wie Chromosomen und Gene signifikante Bedeutung für die Entstehung unseres Körpers haben.« Ebenso wie die neueste Embryonenforschung hat Terry in seiner Praxis festgestellt, dass die Art der Befruchtung Auswirkungen auf unsere Impulse hat und mitbestimmt, wie wir auf das Leben, auf andere Menschen und auf uns selbst reagieren. Es fällt schwer, wissenschaftliches Neuland sofort ernst zu nehmen. Oft dauert es Jahre oder Jahrzehnte, ehe sich neue Erkenntnisse durchsetzen können. Inzwischen sehen immer mehr Menschen ein, dass es verkürzt und defizitär ist, so zu denken. Wir sollten uns daher aufgeschlossen zeigen, auch Dinge wahrzunehmen, die nicht messbar sind.

»Wenn Spiritualität ein Medikament wäre, wäre es längst zugelassen, denn sie wirkt«, meint Ellis Huber, der langjährige Präsident der Berliner Ärztekammer. In der Tat kommen über 1200 unabhängige, meist amerikanische Studien zu beeindruckenden Ergebnissen: Menschen mit religiöser Praxis sind weniger oft im Krankenhaus, haben einen niedrigeren Blutdruck und scheinen besser vor Herz-Kreislauf-Erkrankungen geschützt zu sein. Sie reagieren auf belastende Lebensereignisse und Krankenhausaufenthalte weniger häufig mit Depressionen. Wenn sie depressiv werden, erholen sie sich schneller. Patienten, die glauben und beten, waren nach Operationen schneller wieder auf den Beinen und benötigten weniger Schmerzmittel. Menschen, die regelmäßig einer spirituellen Praxis nachgehen, verfügen über ein stärkeres Immunsystem. Sie haben signifikant niedrigere Blutwerte von Interleukin-6, das bei chronischem Stress erhöht und Zeichen eines geschwächten Immunsystems ist. Die Unterschiede in der Gesundheit zwischen Menschen, die sich spirituell rückverbinden und solchen, die dies nicht tun, sind mit denen zwischen Nichtrauchern und Rauchern vergleichbar.

Der Psychologe Niko Kohls ging in seiner Doktorarbeit der Frage nach, inwieweit spirituelle Erlebnisse auf die psychische Gesundheit wirken. Sein provokantes Fazit: Nicht spirituell zu praktizieren ist ein spezifischer gesundheitlicher Risikofaktor. Wer nicht spirituell praktiziert, hat weniger Möglichkeiten mit belastenden Erfahrungen umzugehen und wird rascher krank. »Spirituelle Schulung scheint in vielen Fällen dazu beizutragen mit Bewusstsein, Existenz und Leben naturgemäßer umzugehen. Bezeichnenderweise wird dies durch eine absichtlich herbeigeführte Relativierung des Ich-Bewusstseins bzw. des Selbstmodells realisiert. Anders formuliert, eignet man sich durch spirituelle Schulung die Fähigkeit an, vorteilhafter mit den unterschiedlichsten Problemen des Bewusstseins umzugehen, und diese dadurch zu verändern.« Auch Arndt Büssing, tätig am Lehrstuhl für Medizintheorie und Komplementärmedizin der Universität Witten/Herdecke, weist darauf hin, dass wissenschaftliche Forschungen den positiven Einfluss von Religiosität und Spiritualität bei der Heilung und Vorbeugung von Krankheiten belegen. Zudem schütze »spirituelles Wohlbefinden« vor finaler Hoffnungslosigkeit und Verzweiflung.

Beten hat sich sogar bei unerfülltem Kinderwunsch als hilfreich erwiesen. In einer Studie der Columbia Universität in den USA teilten die Forscher 219 Kinderwunschpatientinnen in zwei Gruppen. Für die eine Gruppe wurde mit spezieller Genehmigung der Ethikkommission gebetet, für die andere nicht. Weder die Frauen noch die Ärzte wussten von dem Versuch. Das Ergebnis fiel eindeutig zugunsten der Frauen aus, für die gebetet wurde: Die Hälfte von ihnen wurde schwanger; doppelt so viele, wie in der Kontrollgruppe. Ähnliche Ergebnisse hatte eine Studie mit 184 Frauen, die an organisch nicht erklärbarer Unfruchtbarkeit litten. Sie nahmen an Entspannungsübungen teil: Ein Jahr nach Abschluss des Kurses waren fünfundfünfzig Prozent schwanger, in der Kontrollgruppe lediglich zwanzig Prozent.

Inzwischen sind weltweit bereits mehr als eine Million Menschen durch künstliche Befruchtung auf die Welt gekommen, und es werden immer mehr. Nicht, weil die Methode besser wird, sondern weil immer mehr Paare auf die Technik zurückgreifen, um ein Kind zu zeugen. Die Notwendigkeit therapeutischer Behandlungsformen wird wachsen. Der Einsatz alternativer Ansätze ist dringend zu wünschen und zu unterstützen. Eltern, die sich ein Kind wünschen, müssen besser aufgeklärt werden, was sie sich selbst und den Kindern mit einer künstlichen Befruchtung antun. Denn ein Start im Labor ist ein schwieriger Start in die Welt, den wir zumindest ein wenig erleichtern könnten. Wollen wir wirklich dabei zusehen, wie immer tief greifender in den Anfang des Lebens eingegriffen wird, ohne zu wissen, was dies bedeutet? Wollen wir, dass der Lebensanfang Marktgesetzen unterliegt, dass die pure Funktionalität das Geheimnis der Menschwerdung überdeckt?

Sollten wir nicht vielmehr darauf einwirken, dass sich die Gesellschaft der geistigen und seelischen Komponenten einer Befruchtung bewusst wird? Sollten wir unseren Kindern nicht die bestmöglichen Startchancen geben? Es gibt Möglichkeiten, auf natürlichem Weg schwanger zu werden. Es gibt auch Möglichkeiten, eine IVF oder sogar ICSI menschenwürdiger zu gestalten.

Für verzweifelte und enttäuschte Paare, die sich jahrelang erfolglos ein Kind wünschen, kann es eine Erleichterung sein, wenn sie ihre Bemühungen unter einer neuen Perspektive betrachten können. Wie befreiend kann es sein, die Möglichkeit in Betracht zu ziehen, dass die ungezeugten Kinder ihre Eltern zu einer größeren geistigen Reife führen – vielleicht weil sie wahrhaft bewusste Eltern für ihr Leben brauchen. »Ist es nicht ein schöner Gedanke, vom Leben selbst gelehrt zu werden? Was wäre, wenn sich die zukünftigen Eltern nicht stigmatisiert, sondern gewählt fühlen würden«, fragt die Heilpraktikerin Michaela Röder-Bassenge.

Leben ist mehr als Funktionieren

Anfängen wird besondere Aufmerksamkeit geschenkt. Aus gutem Grund. Denn die ersten Minuten, ja Sekunden entscheiden viel. Dies gilt, wenn wir jemanden kennen lernen, wenn eine Rednerin die Bühne betritt, wenn wir zum ersten Mal in eine Wohnung oder ein Haus kommen. Der erste Eindruck ist entscheidend und bleibt für lange Zeit in unserem Gedächtnis gespeichert. Wir sind uns dessen nicht immer bewusst, aber dennoch setzen sich erste Begegnungen in uns fest. Wo und wie sich spätere Liebes- oder Ehepaare kennen gelernt haben, wird gerne den Kindern weitererzählt. Im Grunde ist dies die erste Ankündigung ihrer Entstehung, denn hätten sich Mutter und Vater damals nicht getroffen, wären die Kinder heute nicht auf der Welt. Das Immaterielle ist zuerst da.

Menschen, die spirituell offen sind, berichten häufig, dass sie schon vor der Zeugung durch Träume oder Vorahnungen mit ihren zukünftigen Kindern in Kontakt gekommen sind. In Kulturen, die sich weniger auf das Materielle und Rationale ausrichten, ist dies viel breiter akzeptiert als bei uns.

Niemand weiß, weshalb sich eine Eizelle gerade jenes bestimmte Spermium aussucht und ihm Eintritt gewährt. Entsteht ein Embryo, wenn Frau und Mann sich lieben, so durchfluten Liebeshormone den Körper der Frau. Sogar chemisch betrachtet fließt Liebe. Auch energetisch ist die Grundstimmung heiter und positiv, wenn nicht gar leidenschaftlich und orgiastisch. Dies sind gute Voraussetzungen, um zu wachsen und zu gedeihen. Die Erstinformation der Urzelle ist Liebe und sie wird an alle daraus entstehenden Zellen weitergeleitet. Denn Zellen haben ein Gedächtnis – das hat die Biologie längst bewiesen. Sogar Spermien haben ein Gedächtnis, wie Forscher kürzlich gezeigt haben.

Die ersten vierundzwanzig Stunden nach der Verschmelzung von Eizelle und Spermium sind entscheidend für den weiteren Verlauf des Lebens. In diesen ersten Stunden entscheidet sich die Blaupause unseres Körpers: Es wird festgelegt, an welcher Stelle der Zelle der Kopf entstehen wird, wo die Füße wachsen, wo Bauch und Rücken sein werden. Dies scheint damit zusammenzuhängen, an welcher Stelle Spermium und Eihülle miteinander verschmelzen. Noch vor einigen Jahren hätte jeder Embryologe diese Aussage sofort abgelehnt. Aufgrund neuester Forschungsergebnisse mehrerer unabhängiger Teams ist es jedoch an der Zeit, das bisherige Verständnis vom Embryo zu revolutionieren. Bislang ging man davon aus, dass die Zellen erst nach sechs bis acht Tagen beginnen, sich zu differenzieren, und dass sie vorher nur Zufallsklumpen bilden. Diese Vorstellung wird noch immer von vielen Wissenschaftlern vertreten. Die Forschungsergebnisse von Richard Gardner, Embryologe an der Universität Oxford, weisen jedoch in eine andere Richtung. Bereits kurz nach der Empfängnis bildet sich im Embryo eine Achse aus. Diese Achse teilt die obere Hemisphäre von der unteren. Gardners Ergebnisse wurden von der Wissenschaftsgemeinde nicht besonders freundlich aufgenommen. »Die Leute waren regelrecht feindlich«, so Gardner. Aber als er seine Forschungsergebnisse verfeinerte und durch ein Spezialverfahren sichtbar machte, konnte niemand mehr ignorieren, dass sich bereits direkt nach der Zeugung der Bauplan des Menschen formt.

Nahezu zeitgleich fand Magdalene Zernicka-Goetz vom Wellcome/Cancer-Reserach-Institut in Großbritannien heraus, dass dieser frühe Bauplan offenbar bis nach der Einnistung und darüber hinaus beibehalten wird. Sie folgert daraus, dass die erste Zellteilung das Schicksal von jeder folgenden Zelle und letztendlich vom gesamten Körpergewebe bestimmt. Zernicka-Goetz formulierte es so: »Es gibt eine Erinnerung an die erste Zellteilung in unserem Leben.« Dieser Satz enthält eine Menge Sprengstoff, besonders wenn er aus dem Mund einer Biologin stammt. Er unterstützt eine Sichtweise, die seit geraumer Zeit auch von Jaap van der Wal vertreten wird. Der Niederländer schreibt seit Jahren über Embryologie im Zusammenhang mit Philosophie und Spiritualität. Er plädiert dafür, dass die Embryonalzeit zum pränatalen Leben gehört. Das klingt logisch, doch tatsächlich beschränkt sich die pränatale Forschung meist auf die fetale Zeit des Menschen. Vor der zehnten Woche wird die Leibesfrucht als Embryo bezeichnet, danach als Fetus. Van der Wals Ansatz war bis vor einigen Jahren durchaus mutig. Denn das gesamte vorgeburtliche Leben wurde kaum ernst genommen. Noch immer ist das Wissen um die Kompetenz der Feten nicht allgemein anerkannt.

Doch selbst die frühe Zeit des Fetusses fußt auf dem, was vorher geschah: die Zeugung. In ihr liegt aller Anfang. Wollen wir einen Menschen tatsächlich verstehen, darf sein Beginn nicht ausgeklammert werden. Es gibt noch immer Embryologen, die sogar einem Fetus die Erinnerungsfähigkeit und das Bewusstsein absprechen. Sie argumentieren, dass Seelenleben und Verhalten nur bei einem funktionsfähigen Nervensystem möglich sei. Jaap van der Wal dagegen ist sich sicher, dass der Embryo bereits von Anfang an vollständig ist. Der Embryo stelle nicht die Summierung, das Ergebnis oder die Konsequenz seiner Bestandteile und Organe dar. Organe und Bestandteile sollten als sekundär betrachtet werden, primär sei das Ganze, der Organismus selbst. Der Embryologe Erich Blechschmidt spricht sich dafür aus, das Prinzip der Individualität bei jedem menschlichen Embryo und bei jedem lebendigen Wesen zu erhalten. Damit meint er, dass sich das Erscheinungsbild im Lauf der Zeit verändern kann, das eigentliche Wesen aber unverändert bleibt. So sieht auch van der Wal in der befruchteten Zelle nicht nur eine Zelle, sondern einen Organismus: »Sie ist bereits eine vollständige Manifestation des Organismus *Mensch*, im Rahmen der einen Tag nach der Empfängnis herrschenden Umstände und Umgebungsbedingungen. Wie jedes Lebewesen ist der menschliche Embryo in *jeder* seiner Entwicklungsphasen ein Ganzes, eine Einheit aus Form, Gestalt und Funktion, die mit der Umgebung interagiert. Auch wenn die Form und Gestalt des menschlichen Embryos Übereinstimmungen mit den Embryonen von Säugetieren zeigt, handelt es sich doch um eine *menschliche* Manifestation. Wir können wie eine Zelle aussehen oder wie ein Fisch (mit kiemenartigen Organen), aber wir *sind* niemals eine Zelle oder ein Fisch! So gesehen spricht nichts dafür, frühere embryonale Phasen gegenüber späteren als geringwertiger oder als noch-nicht-menschlich anzusehen. Wie das Erscheinungsbild jedes Lebewesens ist auch unseres eines *im Zeitverlauf.* Von der Empfängnis bis zur Geburt, von der Geburt bis zum Tod, die menschliche Biografie ist eine Einheit, ein Ganzes.«

Die neuesten biologischen Forschungen haben ebendies für die körperliche Entwicklung bewiesen. Doch wie sieht es mit unserer Seele aus? Auch hier ist durchaus denkbar, dass bereits zu Beginn alles da war. Steuert vielleicht sogar die Seele, der Wesenskern, alle biologischen Vorgänge von Anfang an? Was ist Ursache, was Wirkung?

Bei der Zeugung beziehungsweise der Empfängnis trifft die Samenzelle auf die reife Eizelle. Wir haben gesehen, dass bereits diese Keimzellen ihre eigene Geschichte haben. Auch sie sind nicht ohne Prägung. Die Eizelle ist in einem Frauenkörper herangereift. Sie trägt nicht nur ihre biologische genetische Erbsubstanz, sondern auch den energetischen Fingerabdruck der Frau. Ist es vielleicht sogar die psychische Befindlichkeit ihrer Trägerin, die eine Reifung erst ermöglicht? Schließlich werden die nötigen Hormone zum genau richtigen Zeitpunkt und in der richtigen Menge bereitgestellt. Die Lebensbedingungen einer Frau beeinflusst ihre Hormontätigkeit und damit auch die Eireifung. Wieder ist alles mit allem verbunden und verwoben. Dasselbe gilt für die Samenzelle. Auch sie trägt neben den Gensequenzen die Energiebotschaft ihres Erzeugers. Selbstverständlich sind die energetischen Umstände bei der Zeugung von Bedeutung. In einer Atmosphäre der Liebe fließt die Energie anders als bei einer Vergewaltigung oder bei einer eher beiläufigen körperlichen Vereinigung. Ist in einer Situation das energetische Feld weit geöffnet, empfangend und willkommen heißend, kann es in einer anderen abstoßend, kalt und abweisend sein. Wenn wir davon ausgehen, dass die erste Zellteilung bereits festlegt, was mit unserem Körper geschieht, kann auch eine frühe psychische Prägung aus ihr resultieren.

Liebe verändert unseren Blick

Die Entstehung des Lebens ist ein Wunder und nach wie vor geheimnisumwittert. Die Schöpfungsgeschichte wiederholt sich im Individuellen. Bis heute ist die Frage, woher wir kommen, in einen Nebel der Unkenntnis gehüllt. Sobald wir Fragen zulassen, die über die biologische Funktionalität hinausreichen, sehen wir nach wie vor mehr Fragezeichen als Antworten.

Die Liebe spielt bei der Entstehung eines Menschen eine wichtige Rolle, und sie hilft uns, das Leben anzunehmen, wie es kommt. Liebe lässt sich nicht definieren und ist doch das wichtigste Nährmittel für neues Leben. Sie entzieht sich einer wissenschaftlichen Kategorisierung. Wir können sie nicht begründen, wir können sie nicht ohne Weiteres ablegen, selbst wenn wir wollen. Liebe ist unsichtbar, nicht messbar und trotzdem sehr real. Es gibt keinen handfesten Grund, weshalb wir uns verlieben und lieben. Liebe passiert ohne unser Zutun. Im Englischen heißt es »to fall in love« – in Liebe fallen und sich diesem Fall anvertrauen. Es ist keine Rede von Kontrolle oder standardisierten Messungen. Liebe entwickelt eine eigene Dynamik. Sobald wir den ersten Schritt auf die Straße der Liebe gesetzt haben, ist es schwer stehen zu bleiben oder den Weg wieder zu verlassen. Wir können Liebe ebenso wenig kontrollieren wie das Leben. Ein plötzlicher Unfall kann unsere sorgfältige Planung innerhalb einer Sekunde zunichte machen. Keine Mutter, kein Vater käme auf die Idee, ein Kind, das durch einen Unfall behindert ist, nicht mehr zu lieben. Das Gegenteil ist häufig der Fall. Die Eltern werden dieses Kind noch stärker als bisher lieben, denn es braucht ihre Liebe umso mehr. Manchmal lehren uns die schlimmsten Situationen am meisten. An allen Situationen können Menschen wachsen. Unsere Seele ist stärker, als wir uns vorstellen können. Das Leben so zu akzeptieren, wie es ist – mit allem, was es uns lehren möchte – ist keine leichte Aufgabe. Aber es ist die einzige Möglichkeit, das Leben zu genießen. Auch diejenigen zu umarmen, die nach den Standards unserer Gesellschaft nicht perfekt sind, ist kein Problem, wenn wir sie mit den Augen der Liebe betrachten. Dann brauchen wir keine Selektion am Lebensanfang durch die Methoden der pränatalen Diagnostik. Es ist unsere Aufgabe, unsere Liebesfähigkeit weiter zu entwickeln. Dazu gehört, alle Schöpfung zu lieben: die Schwachen und Behinderten ebenso wie die angeblich Erfolgreichen und Perfekten. Liebe ist für alle da, und sie ist immer im Übermaß vorhanden, denn sie entspringt einer Quelle, die nie versiegen kann, wenn wir uns einmal mit ihr verbunden haben.

Der Mensch ist mehr als nur sein Körper

In medizinischen Kinderwunschsprechstunden geht es hauptsächlich um die Zellbiologie. Viel zu wenig wird beachtet, dass es für Zellen entscheidend ist, in welcher Umgebung sie sich befinden. Zellen passen sich an, und dies hat Einfluss auf die Ausformung unserer Gene. Es entspricht zurzeit dem wissenschaftlichen Mainstream, die Bedeutung der Gene überzubewerten. Die Erforschung der einzelnen Gensequenzen auf dem DNS-Strang führte fast zu einer »Gen-Euphorie«.

Mit Hochdruck wird erforscht, welche Therapiemöglichkeiten sich durch die Veränderung, Auswechslung oder Reparatur der Gene ergeben. Die Annahme, dass Gene unser Leben bestimmen, ist nicht mehr als eine wissenschaftliche Hypothese, die begeistert aufgegriffen wurde und noch immer verbreitet wird. Dabei wird vergessen, was der amerikanische Zellbiologe Bruce Lipton in seinem Buch *Intelligente Zellen. Wie Erfahrungen unsere Gene steuern* beschreibt:»In den letzten zehn Jahren hat die Epigenetik festgestellt, dass die DNS in unseren Genen zum Zeitpunkt der Geburt noch nicht vollständig festgelegt ist. Gene bestimmen nicht unser Schicksal! Umwelteinflüsse, darunter auch die Ernährung, Stress und Gefühle, können unsere Gene verändern, ohne die grundlegende Zusammensetzung infrage zu stellen. Zudem haben die Epigenetiker festgestellt, dass diese Modifizierungen ebenso an unsere Nachkommen weitergegeben werden können, wie es bei der DNS über die Doppelhelix der Fall ist.« Lipton verweist darauf, wie wichtig die Umgebung für die Entwicklung der Zelle ist. Das bedeutet, dass es gerade zu Beginn des Lebens, wenn der Mensch nur aus einigen Zellen besteht, einen Unterschied macht, ob diese sich in einem Reagenzglas und einer Brutmaschine befinden oder in einem menschlichen Körper.

Lipton machte einen interessanten Versuch: Bot er seinen Zellen im Labor eine gesunde Umgebung an, so gediehen sie; war die Umgebung nicht optimal, kümmerten sie vor sich hin. Doch sobald die Umgebung verbessert wurde, erholten sie sich. Er folgerte aus diesen Versuchen:»In jeder einzelnen Zelle werden die Mechanismen des Lebens von der ›Wahrnehmung‹ ihrer Umgebung in Gang gesetzt, und nicht durch ihre Gene.« Es kommt also offenbar darauf an, Zellen eine möglichst gedeihliche Umgebung zu geben, damit sie sich positiv entwickeln. Das erinnert an das uralte hermetische Gesetz:»Wie oben, so unten; wie im Kleinen, so im Großen.« Dies gilt auch umgekehrt: wie im Großen, so im Kleinen. Wer steuert die biologischen Vorgänge im menschlichen Organismus? Es ist letztlich – davon sind wir überzeugt – unser Geist.

Denn der Mensch ist mehr als nur sein Körper. Die Schulmedizin sieht im Körper viel zu oft nur eine biologisch mehr oder weniger gut funktionierende Maschine mit teilweisen Aussetzern, die durch manuelle oder medikamentöse Therapie wieder ins Lot gebracht werden kann. Stellt sich keine Besserung der Symptome ein, so bietet es sich an, die betroffenen Organe oder Gelenke auszuwechseln, oder Funktionen auszulagern wie bei der künstlichen Befruchtung. Die medizinische Forschung bemüht sich seit Jahrhunderten, das System Mensch bis in die Details seiner Wirkweise zu verstehen.»Reparaturdenken« ist ein Kennzeichen der Schulmedizin, gleichzeitig aber auch einer ihrer größten Kritikpunkte. Wer Krankheit als von außen verursacht betrachtet, wird folgerichtig punktuell äußerlich und mechanisch zu heilen versuchen. Was in der Akutmedizin erfolgreich praktiziert wird, stößt bei chronischen Leiden und bei der Kinderwunschbehandlung an seine Grenzen.

Zudem sinkt das Vertrauen der Menschen in die Schulmedizin. Wie jüngst eine repräsentative Emnid-Umfrage ermittelte, ziehen achtzig Prozent der Deutschen Naturheilmittel chemischen Medikamenten vor. Doch nicht nur das. Immer mehr Menschen glauben, dass die spirituelle Dimension einer Krankheit wichtig ist.»Die Menschen haben genug davon, als mechanisches Zufallsprodukt der Evolution behandelt zu werden, wenn sie sich ihres fühlenden und verstehenden Wesens inne werden«, meint der Psychiater Jakob Bösch. Neueste Untersuchungen bestätigen dies. Die Kraft unserer Gedanken wird vielfach unterschätzt. Das ist bedauerlich, denn allein durch unsere Einstellung können wir vieles in Gang setzen.

Die Materie folgt dem Geist

Nichts kann geschehen, was wir – und sei es unbewusst tief in unserem Innern – für unmöglich halten. Zu allen Zeiten gab es Menschen, die das allgemein akzeptierte Denksystem infrage gestellt und erweitert haben. Diese Pioniere erlaubten ihrem Geist, sich in bis dahin undenkbares Terrain vorzuwagen, und suchten nach Wegen, ihre Visionen umzusetzen. Ohne eine Vision kann nichts Neues entstehen. Doch wir haben viele Mechanismen entwickelt, uns selbst und unsere Wünsche zu torpedieren. Wie oft sagen wir uns:»Das klappt sowieso nicht. Das ist für mich einfach eine Nummer zu groß.« Oder wir denken: »Das wäre zu schön, um wahr zu sein.«

Wir können uns jederzeit entscheiden, die Fülle in unser Leben einzuladen. Wir können unsere Geschichte umschreiben, sie nicht aus der Sicht eines Opfers, sondern aus der Perspektive der Überlebenden erzählen. Alle Menschen machen im Laufe ihres Lebens belastende Erfahrungen; manche dieser Erlebnisse hinterlassen vielleicht sogar ein Trauma. Doch unsere Erfahrungen machen uns aus. Traumata gehören zum Leben. Wir lernen aus ihnen und gehen weiter, auch wenn es schwerfällt und der Weg manchmal steinig ist. Dann ist es wichtig, den nächsten Schritt zu wagen und sich von Begrenzungen zu befreien.

Alberto Villoldo, ein bekannter amerikanischer Medizinanthropologe, Psychologe und eingeweihter Schamane schreibt: »Denk daran, Geschichte ist nicht das, was tatsächlich geschehen ist, sondern die Art und Weise, wie du es in Erinnerung behalten willst – das heißt, wie es in dir weiterlebt.« Das bedeutet nichts anderes, als dass wir die Kraft in uns tragen, selbst Schrecklichstes zu transformieren und Licht in das Dunkel zu tragen. Es sind unsere Gedanken, die unsere Realität erschaffen. Damit haben wir die Möglichkeit, ein und dasselbe Erlebnis unterschiedlich wahrzunehmen und zu beurteilen.

Betrachten wir folgende Situation:

Ein Paar versucht seit geraumer Zeit, ein Kind zu empfangen, aber es klappt nicht. Sie versuchen es mit Hormonen und schließlich auch mit Methoden der künstlichen Befruchtung, aber ebenfalls vergeblich – wie es bei über achtzig Prozent der Fall ist. Das Paar hat zwei Möglichkeiten.

Erstens: Das Paar verbittert, sucht nach »Schuldigen« – Ärzten, Eltern, Umständen, Schicksal – und kann das Geschehene nicht annehmen. Diese Verbitterung kann lebenslang anhalten und alles wird dazu in Bezug gesetzt. Das ganze Leben wäre anders verlaufen, wenn das Paar ein Kind bekommen hätte. Ohne dieses Kind ist keine Freude im Leben möglich. Schließlich ist sogar das Kind schuld geworden an dem Unglück der Eltern. Beide Partner sehen sich als Opfer und halten an dieser Rolle fest.

Zweitens: Das Paar trauert darum, dass es kein Kind empfangen konnte, und nimmt Abschied von einem erhofften Lebensentwurf. Das geht nicht von heute auf morgen, aber es ist möglich. Eventuell entschließt sich das Paar, ein Kind zu adoptieren oder Pflegekinder aufzunehmen und diesen ihre ganze Liebe zu schenken. Vielleicht bekommt es plötzlich und unerwartet sogar doch noch ein eigenes Kind, nachdem es den drängenden Wunsch losgelassen hat. Aber auch ohne Kind zweifeln die Partner nicht daran, dass ihr Leben einen Sinn hat. Sie haben die Situation angenommen, akzeptiert und verwandelt. Sie haben sich dem Fluss des Lebens hingegeben und beschlossen, es trotzdem zu lieben – so wie es ist.

Das Beispiel zeigt, wie man mit ein und derselben Situation völlig unterschiedlich umgehen kann. Die Bedeutung, die wir einer Situation beimessen, entscheidet darüber, ob wir das Ergebnis als schwächend oder stärkend empfinden. Es ist unser Geist, der die Veränderung einleitet. Die veränderte Einstellung macht es möglich, Vertrauen aufzubauen und das Leben in neue Bahnen zu lenken.

Das Beispiel mag verkürzt dargestellt sein, und viele notwendige Zwischenschritte haben wir ausgeblendet. Worauf es uns ankommt, ist die Tatsache, dass wir durch unsere Gedanken die Welt verändern können. Wir befinden uns in einem Dialog mit dem Leben. Situationen verändern uns, aber auch wir haben die Kraft und Fähigkeit, Situationen zu unseren Gunsten zu verändern.

Wie groß die Fähigkeit des Geistes ist, Veränderungen in der Materie zu bewirken, zeigt sich eindrucksvoll in der Quantenphysik. Die Quintessenz dieser faszinierenden Wissenschaft lautet – wie die britische Wissenschaftsjournalistin Lynne McTaggart schreibt –, »dass das Bewusstsein des Beobachters das beobachtete Objekt ins Dasein bringt. Nichts im Universum existiert als tatsächliches ›Ding‹ unabhängig von unserer Wahrnehmung. Wir erschaffen unsere Welt in jeder Minute eines jeden Tages.« McTaggart sichtete acht Jahre lang verschiedene quantenphysikalische Forschungsergebnisse von Wissenschaftlern, die weltweit an renommierten Universitäten und Instituten über die Begrenzungen der »alten« Physik hinausgingen und Erstaunliches ans Licht brachten.

Das Phänomen der so genannten »Nichtlokalität« beweist zum Beispiel, dass alles im Universum miteinander auf Quantenebene verbunden ist. Quantenteilchen – Elektronen – können einander über beliebige Entfernung gegenseitig beeinflussen, ohne dass es dabei zu einem Austausch von Energie kommt. Die Forscher kamen zu dem Schluss, dass Quantenteilchen, die einmal miteinander in Kontakt standen, auch dann in Verbindung bleiben, wenn sie räumlich voneinander getrennt werden. Offenbar können sich Dinge auf einer bestimmten Ebene schneller als Lichtgeschwindigkeit bewegen. McTaggart folgert aus diesen Studien und Versuchen: »Subatomare Partikel haben keine Bedeutung als isolierte Einheiten, sondern können nur in ihrer Beziehung zueinander verstanden werden. Der grundlegende Unterbau der Welt ist ein komplexes Netz voneinander abhängiger Beziehungen, die auf ewig untrennbar miteinander verwoben sind … Alle Erkenntnisse liefen auf einen einzigen Punkt zu – das Selbst beeinflusste die Welt und umgekehrt.«

Diese Erkenntnis hat auch Bedeutung für den Kinderwunsch. Sie zeigt, dass wir mit der Seele unseres zukünftigen Kindes bereits verbunden sind, auch wenn die Empfängnis noch nicht stattgefunden hat. Das Wesen des Kindes besteht bereits seit Urzeiten und hat eine Verbindung zu seinen Eltern. Nur der Zeitpunkt, zu dem sich diese Verbindung manifestiert, ist offen. Das muss nicht, kann aber innerhalb dieser Lebensspanne sein. Der Gedanke wirkt zunächst eher beunruhigend. Je länger man sich jedoch damit auseinandersetzt, desto mehr kann man sich damit anfreunden. Ein Kind in einer anderen Dimension zu haben, ist ein großes Potenzial. Vielleicht steigt es doch in die Materie ein und kommt. Die Kunst besteht darin, das Kommen des Kindes für möglich zu halten, es aber gleichzeitig nicht erzwingen zu wollen. Wenn wir die Offenheit bewahren, das Leben zu nehmen, wie es kommt, erlangen wir geistige Freiheit, die auch dem Ungezeugten die Möglichkeit der Wahl lässt – und um sein Leben geht es schließlich. Das Leben anzunehmen, wird in den mystischen Traditionen fast aller Religionen gelehrt und kann in der Tat erlernt werden. In der Meditation, im Zen, im kontemplativen Gebet öffnen wir unseren Geist für alle Möglichkeiten.

Kehren wir noch einmal zurück zur Quantentheorie. Forscher erklären diese Verbundenheit damit, dass die Moleküle über oszillierende Frequenzen miteinander kommunizieren – so wie Töne von einer Stimmgabel aufgenommen werden können. Dabei scheint das so genannte »Nullpunkt-Feld« ein Medium zu erzeugen, das es den Molekülen ermöglicht, miteinander in Kontakt zu treten. Wenn dies so ist, stehen wir mit der gesamten Welt in Verbindung. Meist sind wir uns dessen nicht bewusst. Dieser Gedanke steht den gängigen Vorstellungen unserer Gesellschaft diametral entgegen. Wir können diese gewaltige Ressource nicht nutzen, weil wir sie für kaum möglich erachten. Es kommt einer kleinen Revolution gleich, sich die Zusammenhänge bewusst zu machen, und es bedeutet einen weiteren mutigen Schritt, dieses Phänomen in unseren Alltag zu integrieren.

Es gab sogar Versuche, die belegen, dass Menschen die Fähigkeit haben, Maschinen allein durch ihre Geisteskraft zu beeinflussen und zu steuern. Die berühmt gewordenen Experimente von Robert Jahn, Professor an der renommierten Princeton Universität, und der Psychologin Brenda Dunn wurden auch von anderen Forschern nachgeahmt. Sie kamen alle zu ähnlichen Ergebnissen. Jahn und Dunn analysierten zwölf Jahre lang über 2,5 Millionen Versuche. Fast zwei Drittel der Testpersonen konnten Maschinen erfolgreich mit ihren Gedanken beeinflussen. McTaggart fasst die Ergebnisse so zusammen: »Solange ein Teilnehmer wollte, dass die Maschine Kopf oder Zahl registrierte, hatte er oder sie bei einem signifikanten Anteil von Versuchen entsprechenden Einfluss auf das Verhalten der Maschine ... Dies galt unabhängig von der Art der verwendeten Geräte. Nichts weiter – weder die Art, wie ein Teilnehmer eine Maschine ansah, noch die Stärke der Konzentration, die Beleuchtung, die Hintergrundgeräusche, nicht einmal die Anwesenheit anderer Leute – schien sich auf die Ergebnisse auszuwirken.« Allerdings gab es offenbar Testpersonen, die erfolgreicher waren als andere. Ergebnisse einer Meta-Analyse von Roger Nelson und Dean Radin zeigten, dass die statistische Wahrscheinlichkeit bei eins zu einer Trillion liegt. Und selbst das zurückhaltende US National Research Council war zu der Überzeugung gelangt, dass die Ergebnisse kein Zufall sein können.

Interessanterweise erzielten gemischtgeschlechtliche Paare, die gemeinsam versuchten die Maschine zu steuern, dreieinhalbmal so gute Ergebnisse wie Einzelpersonen. Bei Liebespaaren, die zusammen lebten, war der Effekt sogar sechs Mal so stark. Die Forscher erklärten dies mit der inneren Nähe der beiden Personen, die eine stärkere Kohärenz erzeugt. Ihre Resonanz ist erhöht.

Daraus nun zu folgern, dass wir unsere Realität gestalten können, wie wir wollen, wäre allerdings vorschnell. Es gab bei geschlechtsspezifischen Auswertungen nämlich einige interessante Details: Bei Männern funktionierte die Beeinflussung der Geräte umso besser, je mehr sie sich konzentrierten; bei Frauen hatte eine zu starke Konzentration auf das gewünschte Ergebnis eher gegenteiligen Erfolg. Frauen hingegen waren besonders erfolgreich, wenn sie mehrere Dinge gleichzeitig taten und das erwünschte Ergebnis eher »nebenbei« herbeiführten. Die beste Probandin war eine Frau, die sich kurz das gewünschte Ergebnis vorstellte, sich dann hinsetzte und in Ruhe einen Joghurt aß. In weiteren Untersuchungen fand man heraus, dass die Ergebnisse umso besser wurden, je mehr die bewusste Wahrnehmung der Versuchspersonen heruntergefahren werden konnte. Demnach können wir uns zwar etwas wünschen, doch die konkrete Umsetzung überlassen wir besser dem Kosmos – oder Gott. »Anscheinend verfügte das Unterbewusstsein irgendwie über die Fähigkeit, mit der subatomaren materiellen Welt zu kommunizieren – der Quantenwelt aller Möglichkeiten. Aus dieser Verbindung zwischen dem ungeformten Geist und der Materie entstand etwas Handfestes in der materiellen Welt«, schreibt McTaggart. Offenbar gibt es Menschen, die eine besondere Begabung haben, sich in das »Nullpunkt-Feld« einzuspüren und dort Veränderungen herbeizuführen. Doch es bleibt ein entscheidender Unterschied, ob wir eine Maschine oder einen Menschen zu manipulieren versuchen. Jeder Mensch besitzt tief in seinem Innern die Freiheit, sich für seinen eigenen Weg zu entscheiden. Wenn wir in der Lage sind, diese Freiheit auch dem Ungeborenen zuzugestehen, bekommt der Kinderwunsch eine völlig neue Dimension.

Seelen zwischen Himmel und Erde

Unsere Zivilisation hat Schwierigkeiten mit Übergängen. Nicht nur die Übergänge während des Lebens – Pubertät, Wechseljahre, Alter – werden tabuisiert, sondern auch die »großen« Übergänge zu Anfang und Ende bereiten uns Schwierigkeiten. Es sind Situationen, die des Vertrauens bedürfen, nicht der Kontrolle. Doch kaum ist eine Schwangerschaft entdeckt, werden unzählige Tests gemacht und Diagnosemethoden angewandt. Es gilt, nichts dem Zufall zu überlassen. Die Medizin greift ein, verbessert und überwacht, was nur irgendwie messbar ist. In Deutschland werden etwa siebzig Prozent der Schwangeren als risikoschwanger eingestuft. Es liegt auf der Hand, dass dies das Vertrauen in einen guten Ausgang nicht fördert.

Ebenso wird in das Lebensende eingegriffen. Lebenserhaltende Maßnahmen verlängern den Sterbeprozess oft unnötig und schaffen mehr Leid, als ließe man der Natur ihren Lauf. Doch die Kräfte der Natur gelten als gefährlich und unkontrollierbar. Wir haben die Verbindung zum Göttlichen verloren. Religion spielt in unserem Leben nur noch eine untergeordnete Rolle. Bestenfalls eine Tradition an Sonn- und Feiertagen, hat sie die Relevanz für unser tägliches Leben verloren. Re-ligio bedeutet Rückbindung an den tragenden Kern unseres Menschseins. Rückbindung und Verbindung zum göttlichen Urgrund, der uns trägt und auch führen kann, wenn wir bereit sind, es zuzulassen. Doch Lassen und Zulassen haben in einer Epoche, in der Aktion und Eingreifen hoch bewertet werden, ein schlechtes Image. Wir sind nicht mehr bereit, einen Satz wie die Zeile aus dem Vaterunser »Dein Wille geschehe« anzunehmen und uns einer übergeordneten Macht anzuvertrauen. Mit allen Mitteln versuchen wir, unseren Willen und das, was wir für das Beste halten, durchzusetzen. So versuchen wir auch, den Weg einer ankommenden oder sich verabschiedenden Seele zu »korrigieren«. Nur in bester Absicht, versteht sich. Wir wollen es einfacher machen, perfekter, sicherer und risikoloser. Dabei vergessen wir, dass wir durch unser Zutun das Risiko geradezu einladen, denn jeder Eingriff zieht Konsequenzen nach sich, die im Vorfeld nicht zu überschauen waren. Wir beachten zu wenig, dass Seelen mit einer Lebensaufgabe in diese Welt kommen. Die Umstände des Lebens, die schweren Wegstrecken und die Herausforderungen sind genau die Gründe, weshalb eine Seele sich entschlossen hat, vorübergehend auf Erden in einem Körper zu weilen. Hier kann sie lernen und sich weiterentwickeln.

Der Prozess der Verkörperung ist schicksalhaft und gibt einen Vorgeschmack auf das kommende Leben. Es ist nicht willkürlich, und vielleicht täten wir gut daran, diesen Moment mit Ehrfurcht und Demut vor der Schöpferkraft liebevoll zu begleiten, ohne einzugreifen. Die Geburt auf unserer Erde ist gleichzeitig der Tod in der spirituellen Dimension, und der Tod des irdischen Körpers setzt die Seele wieder frei, um erneut in der spirituellen Heimat geboren zu werden. Nie sind sich Himmel und Erde näher, als während Geburt und Tod. Deshalb wohnt Geburt und Tod ein besonderer Zauber inne. Der Moment, wenn sich Himmel und Erde berühren und ein Kind in unsere Welt geboren wird, ist beglückend und hat eine wahrhaft transformierende Kraft. Wenn wir so wenig wie möglich eingreifen, können sich die himmlischen Kräfte entfalten. Wenn wir dem weisen Blick Neugeborener begegnen, ist es um unser Herz geschehen. Wir spüren deutlich einen Hauch der Unendlichkeit der himmlischen Weite. Kleine Kinder haben noch einen sehr direkten und unverbauten Zugang zu den himmlischen Sphären. Es ist noch nicht so lange her, dass sie sich von dortigen Ufern auf den Weg gemacht haben, um an hiesigen zu landen. Sie strahlen ein unerschütterliches Vertrauen aus. Wir Eltern sind gefordert, sie darin zu bestärken, damit sie ihre Lebensaufgabe erfüllen können.

Wenn eine Seele in unsere Welt kommt, kann sie den Umgang mit der Materie erlernen. Dies ist in anderen Dimensionen nicht möglich. Die Verkörperung der Seele bedeutet gleichzeitig den Abschied aus den geistigen Dimensionen für eine bestimmte Zeitspanne. Dies sollten wir berücksichtigen, wenn wir auf eine Seele warten. Jede Seele hat ihren eigenen Zeitrahmen und geht auf individuelle und persönliche Weise mit der Zeit um. Vielleicht wartet die erdwärts orientierte Seele noch, bis sie Umstände vorfindet, die sie für ihre Verkörperung benötigt. Zukünftige Eltern können im Kontakt mit der Seele ihres Wunschkindes erfahren, was diese braucht. Vielleicht will die Seele auch wissen, wie es ist, sich in einer bestimmten Form zu materialisieren und das Beste draus zu machen. Wir werden später darauf zurückkommen, wie der Kontakt zustande kommen kann und wie Eltern das bestmögliche Umfeld für die Seele ihres Kindes schaffen können.

Sinnkrisen meistern

Sie stößt den Besten und Erfolgreichsten zu: Eine plötzliche Sinnkrise – meist in der Lebensmitte – wirft Fragen auf wie: War das schon alles? Sollte nicht noch mehr kommen? Auslöser dieses schleichenden Unwohlseins können Beziehungsprobleme oder eine Trennung sein, ein Karriereknick oder berufliche Stagnation, Krankheit oder Tod einer geliebten Person. Gedanken an die Endlichkeit unseres Daseins lassen sich nicht mehr so einfach ignorieren. Manchmal geht auch alles seinen gewohnten Gang, und keine Krise liefert greifbare Gründe für den Frust. Dennoch setzt er sich – erst leise, dann immer lauter – im Kopf fest. Was fehlt im Leben? Was gibt ihm Sinn? Weshalb und wofür arbeiten wir? Das Glück ist in diesen Momenten woanders, nicht im eigenen Leben.

Dieser Moment kann als erster Wegweiser auf eine Sehnsucht aufmerksam machen. Vielleicht werden Erinnerungen wach an alte – unerfüllt gebliebene – Kinder- und Jugendträume. Lebensträume geben wertvolle Hinweise darauf, was fehlt, aber auch darauf, was möglich und sinnvoll ist. Vielleicht waren wir nahe daran, haben uns aber an einer Weggabelung für eine andere Richtung entschieden. Doch unsere Wege gabeln sich immer wieder. Und so gibt es auch immer wieder die Möglichkeit, den Kurs unseres Lebens zu korrigieren.

»Das Faktische ist nicht die einzige Wirklichkeit. Auch das ungelebte Leben wirkt und strukturiert eine Wirklichkeit, die immer noch offen ist«, meint die Gesundheitswissenschaftlerin Annelie Keil aus Bremen. In der Gegenwart kann wahr werden, was in der Vergangenheit nicht möglich schien. Oft hält die Angst zu scheitern Menschen davon ab, zu tun, was sie tun möchten. Dabei hat jede Angst ihre Entstehungsgeschichte, die bereits vor unserer Geburt im Mutterleib beginnen kann, und in die Zeit und Kultur eingebettet ist, in der wir aufwachsen. »Ängste gehören gleichsam organisch zu unserem Leben, sie sind der Prozess des Lebens selbst, weil sie mit körperlichen, seelischen, geistigen, sozialen und spirituellen Entwicklungsschritten zusammenhängen, mit der Übernahme von Aufgaben, mit der Veränderung in uns selbst«, meint Keil. In der Bereitschaft zur Veränderung wird es möglich, Grenzen zu überschreiten und sich von Gewohntem zu lösen, um etwas Neues wagen zu können und den Weg des Glücks zu beschreiten.

Für den Visionscoach Hans Kreis ist Vorfreude ein effektives Mittel, um das Gehirn auf Glück vorzubereiten: »Vorfreude kennt nur den Augenblick, das Hier und Jetzt. Ihr ist es egal, ob das, worauf wir uns freuen, auch wirklich eintritt.« Vorfreude lasse das Gehirn Glückshormone ausschütten, welche die nächsten Schritte erleichtern. »Jeder trägt den Bauplan seiner Lebensvision in sich. Wir müssen nur erkennen, was als Nächstes werden will. Alle unsere Erfahrungen – auch die weniger angenehmen – können Humus sein für das Erfreuliche.«

Wer erkannt hat, dass tatsächlich jeder bis zu einem gewissen Grad seines Glückes Schmied ist, erlangt neue Handlungsspielräume. »Sie müssen sich täglich neu entscheiden, was Sie im Leben wollen, und zwar mit Kopf und Gefühl. Dem Seufzer ›muss ja‹ auf die Frage, wie es denn gehe, möchte ich entgegen setzen: ›Wo lassen Sie denn leben?‹ Wir haben immer die Freiheit uns zu entscheiden, wir sind nicht bloß Opfer der Lebensumstände, sondern können aktiv daran mitwirken«, so Keil. Andererseits: Das Leben »in den Griff« zu bekommen, kann ihm auch die Luft abschneiden. Leben ist immer ein Lernprozess auf unterschiedlichen Ebenen. Wir befinden uns auf einer langen Reise mit dem Körper durch das Leben. Unsere geistige Haltung zum Leben und zu den Erfahrungen, die wir dabei machen, kann entscheidend sein. Keil nennt fünf wichtige Bereiche, in denen wir lernen müssen:

1. Individuelles Lernen – Sich seiner Fähigkeiten, Begabungen und Vorstellungen bewusst werden und sie entwickeln
2. Soziales Lernen – Wie gehe ich mit Familie, Kollegen, Freunden um?
3. Lernen in Krisenzeiten – Wie gehe ich mit Gefährdungen, Belastungen, Krankheit und Tod um? Auf welche Ressourcen kann ich zurückgreifen?
4. Suche nach dem Sinn im Leben – Welche Träume und Vorbilder habe ich? Wie gehe ich mit Vergebung und Versöhnung um? Welchen spirituellen Weg möchte ich beschreiten?
5. Lernen in globaler Verantwortung – Wie passt meine persönliche Lebensgestaltung zur globalen Situation? Was kann ich im kleinen Rahmen tun, damit die Welt ein besserer Ort wird?

Doch es geht nicht nur darum zu lernen, sondern auch darum zu verlernen. Wir müssen ungesunde Strukturen und starre Muster erkennen und uns wieder dem gesunden Fluss des Lebens hingeben. Die unterschiedlichen Lebensabschnitte bringen ihre eigenen Aufgaben mit. Doch wie viele Pläne wir auch geschmiedet haben mögen – das Leben ist unvorhersehbar:»Wir sind so enttäuscht, wenn das Leben sich nicht an unsere Pläne hält. Doch alles, was im Leben passiert, ist eine Spur, von der wir lernen können«, weiß Keil.

Der 1997 verstorbene österreichische Neurologe und Psychotherapeut Viktor E. Frankl, Begründer der Logotherapie, war überzeugt davon, dass gerade ein existenzielles Vakuum die Chance für die Sinnfindung bietet. Insofern trägt jede persönliche Krise den Samen für eine neue, bessere Situation in sich. Für Frankl ist die Grundmotivation des Menschen der Wille zum Sinn. »Es gibt keine Situation in der das Leben aufhören würde, uns eine Sinnhaftigkeit anzubieten«, schrieb Frankl. Innere Leere resultiert daraus, dass das wesentliche Element der menschlichen Natur – der Sinn – zu kurz kommt. In der Logotherapie wird die Sinneswahrnehmung geschult, damit die Lebensaufgabe erkannt werden kann. Logotherapie macht keine Sinnangebote, sondern unterstützt bei der Verwirklichung selbst entdeckter Möglichkeiten zur Sinnfindung. Der Logotherapeut Manfred

Hillmann ist überzeugt: »Ein als sinnlos empfundenes Leben verkümmert, ihm fehlt das dynamische Antriebsmoment. Sinn ist also die geistige Grundlage, auf der sich Leben wirklich entfalten kann. Ohne Orientierung am Sinn zerfällt der innere Halt des Menschen. Er steht in der Gefahr, seelisch flügellahm zu werden und auch körperlich Kraft zu verlieren.«

Wie aber finden Menschen ihren ganz individuellen Lebenssinn, ihre Lebensaufgabe und ihre Lebensvision? Obwohl die Auseinandersetzung mit dieser Frage lebenswichtig ist, stellen wir sie uns in jungen Jahren, wenn wir die Weichen für unser Leben bahnen, kaum. Jugendliche werden nicht in die Erwachsenenwelt eingeführt. Irgendwie schliddern die meisten nach der Schule in eine mehr oder weniger zufällige berufliche Laufbahn, in der andere Dinge wichtiger sind, als dem Ruf der Seele zu folgen. Die Seelenkräfte ziehen sich immer weiter zurück und verkümmern schließlich ungenutzt und unerkannt. Damit wird der Zugang zu den eigenen Potenzialen immer schwieriger. Dennoch: Die Tür zu unserem inneren Schatz, der in jedem Menschen schlummert, mag verschlossen sein, die Klinke mit einer dicken Staubschicht bedeckt, aber das Schloss wartet nur auf den passenden Schlüssel. »Es ist unsere persönliche Bestimmung, durch unsere Handlungen selbst zu diesem Schatz zu *werden*. Dass wir so selten heilige Arbeit finden, stellt die Wurzel des Leids und der Verzweiflung in der westlichen Kultur dar«, meint der amerikanische Tiefenpsychologe Bill Plotkin, der seit über zwanzig Jahren Menschen in der freien Natur als Mentor bei der Suche nach Visionen auf ihrem Weg zum Lebenssinn begleitet.

Gerade in der Natur können Menschen ihrer Sehnsucht nach Verbundenheit und Leichtigkeit nachgehen. Fernab von Hektik, Lärm und Ablenkung kann sich die Seele wieder zu Wort melden und Gehör finden. Sie hat viele Verbündete: Bäume, Wälder, Flüsse, Seen, Wellen, Meer, Steine, Landschaften, Pflanzen, Insekten, Vögel. Überall können Menschen Spuren der Seele entdecken – wenn sie anfangen hinzuspüren, und wenn sie sich öffnen für den Zauber, den Mutter Erde noch immer so großzügig verteilt. Haben wir die Botschaften unserer Seele vernommen, ist es, als eröffne sich eine wunderbare

Melodie. Die Melodie unserer Seele fließt durch uns hindurch und kann sogar andere Menschen erreichen. Der Theologe Frederick Buechner meint:»Wir finden unseren Ruf dort, wo sich unser tiefstes Glück und der Hunger der Welt begegnen.« Indem wir großzügig sind und geben, erfüllen wir unsere Lebensaufgabe und werden glücklich, zufrieden und ein Stückchen mehr wieder heil.

Die Seele kennen lernen

Wie kommt die Seele in den Körper und wo sitzt sie? Was ist sie überhaupt und wie tritt sie in den Körper ein und verlässt ihn wieder. Mit diesen Fragen beschäftigen sich die Religionen seit ihren Ursprüngen. Auch die Wissenschaft hat immer wieder versucht sie zu klären, ist aber zu keinen greifbaren Ergebnissen gekommen. Die Existenz der Seele lässt sich nach streng wissenschaftlichen Kriterien nicht beweisen. Offenbar ist die Art und Weise wie Wissenschaft heute ausgeübt wird, auch gar nicht in der Lage, hierauf Antworten zu finden. Die Seele finden Menschen, wenn sie in sich hineinlauschen und ihr Herz sprechen lassen. Angehörige, die geliebte Sterbende begleiten, erzählen häufig davon, dass sich beim letzten Atemzug nochmals eine große Kraft vom Menschen löst. Eine Erweiterung wird fast sichtbar. Manche erzählen sogar, wie sie tatsächlich etwas Helles sehen, das sie nicht näher beschreiben können. Sie sind sich aber sicher, dass dies die Seele des Menschen gewesen ist. Meist geht dieses Gewahrwerden mit einer tiefen Erleichterung, einer tiefen Liebe und dem Gefühl einher, dass es gut so ist, wie es ist. Eine Freundin, die kürzlich am Sterbebett ihres Vaters saß, konnte sogar sagen, sie habe das Gefühl gehabt, die Essenz ihres Vaters habe den gesamten Raum erfüllt und sie und ihren Bruder ganz durchdrungen. Es sei wie ein Geschenk gewesen. Sie zehrte noch Wochen später von diesem Gefühl, etwas Großartiges erlebt zu haben.

Umgekehrt ist auch der Weg der Seele zur Erde, in einen Körper, ein besonderes Erlebnis. Es gibt Frauen, die nach einem Geschlechtsverkehr, der zur Befruchtung geführt hat, spüren, dass etwas passiert ist, das sie für immer verändern wird; dass etwas Besonderes zu ihnen gekommen ist und nun in ihnen wohnt. Eine Mutter hat viele Möglichkeiten, mit der Seele ihres Kindes so früh wie möglich Kontakt aufzunehmen. Einige davon sind:

- Entspannungstechniken (Yoga, Massagen, verschiedene Körpertherapien, Cranio-Sakral-Therapie, Meditation)
- Fantasiereisen zum Kind (dem Kind Fragen stellen oder in Gedanken etwas mitteilen)
- Briefe an das Ungeborene, ja vielleicht sogar Ungezeugte
- Gespräche mit dem eigenen »inneren Kind«
- Das Lied des Kindes singen (ein afrikanischer Brauch)
- Den Kontakt auch während einer reproduktionsmedizinischen Behandlung halten (dem Kind innerlich immer wieder versichern, dass es erwünscht ist und dass die Eltern in Gedanken bei ihm sind, auch wenn sie körperlich nicht anwesend sind)

Die Reise der Seele in anderen Kulturen

In ursprünglicheren Kulturen ist die Empfängnis noch nicht durch wissenschaftliche Erklärungen ihres Zaubers beraubt. Sicherlich gibt es die körperliche Ebene, auf der nachvollzogen werden kann, was biologisch passiert, wenn zwei Zellen zueinander finden und miteinander verschmelzen. Doch dass auf einer höheren Ebene noch viel mehr geschieht, ist nicht sichtbar und nicht messbar. In Kunst, Literatur und Musik nähern sich Menschen diesen Dimensionen. Geschichten aus anderen Kulturen zeigen uns, welche Wege die Seele auf ihrer Reise nehmen kann:

Wenn sich ein Paar eines bestimmten afrikanischen Stammes ein Kind wünscht, zieht sich die Frau in die Einsamkeit zurück und setzt sich unter einen großen Baum. Bäume stehen mythologisch für die Verbindung zwischen Himmel und Erde, aber auch für das Leben. Die Frau wartet, bis sie das Lied des noch ungezeugten Kindes hört. Sie setzt sich mit der Seele ihres künftigen Kindes in Verbindung und lauscht darauf, was den Wesenskern des Kindes ausmacht und wie er sich in einem Lied, einer Melodie, ausdrückt. Wenn die Frau diese Melodie empfangen hat, geht sie zurück in ihr Dorf und bringt das Lied allen Bewohnern bei, auch ihrem Partner. Wenn sich das Paar in Liebe vereinigt, singen beide das Lied des Kindes und laden es dadurch ein, in ihr Leben zu kommen. Hat die Frau die Seele des Kindes empfangen, ist das Kind also auf den Tönen seiner eigenen Melodie aus einer anderen Dimension auf die Erde hinabgestiegen, singt die werdende Mutter das Lied während der gesamten Schwangerschaft immer wieder. Zur Geburt singen alle Frauen im Dorf, die die Gebärende unterstützen, das Lied des Kindes. Kann es einen schöneren Empfang in dieser Welt geben, als sein eigenes Lied zu hören? Ein Lied der Seele, das die Mutter empfangen hat, die sich für ihre Seele und die ihres Kindes geöffnet hat, um ihr einen Körper zu geben. Dieses Lied wird später bei allen wichtigen Lebensübergängen und Initiationen gesungen, bei der Hochzeit und schließlich auch auf dem Sterbebett, wenn die Seele wieder den Weg in die Dimension antritt, aus der sie ursprünglich kam. Wieder bereiten die eigenen Seelentöne den Weg und begleiten den Sterbenden in Geborgenheit und ewiger Kontinuität nach Hause. Ähnliches wird aus Tibet berichtet, wo es ebenfalls üblich ist, dass sich Mütter noch vor der Empfängnis mit der Seele ihres Kindes in Verbindung setzen.

Woher bist Du gekommen, kleines Wesen?
Wo lebtest Du zuvor?
Wo hast Du heute Dein Lager aufgeschlagen?

Ich kam aus dem Himmel.
Bis jetzt blieb ich im Leib.
Heute hab ich mein Lager auf der Erde aufgeschlagen.
(Geburtsgesang der Chholar Mangal aus Indien)

In Brasilien glauben die Tapirape-Indianer, dass die kleinen »Geistkinder« sich ihre Mütter sehr genau aussuchen. Danach sind es die Kinder, die sich die Mütter aktiv erwählen. Sie probieren die Gebärmütter mehrerer Frauen aus, bis sie schließlich »die richtige« gefunden haben, von der sie überzeugt sind: »Diese Frau wähle ich zu meiner Mutter.«

Anthroposophen sehen es ähnlich. Sie gehen davon aus, dass sich Kinder ihre Mütter und damit ihren Lebensweg vor der Empfängnis aussuchen. Mehrere anthroposophische Autoren berichten von Fällen, in denen sich die Kinder der Mutter in Träumen noch vor der Empfängnis ankündigten. Und in manchen Fällen teilte das Kind auch gleich seinen Namen mit. »Ich habe dich bei deinem Namen gerufen«, heißt es auch in der Bibel.

Ein Brief an das ungezeugte Kind

Es gibt eine Verbindung zwischen den Welten, dessen sind wir uns gewiss. Und wir Menschen haben die Fähigkeit, unsere Welt zu übersteigen, selbst wenn wir uns in der Materie befinden. Himmel und Erde haben Verbindungsbrücken. Die Informationen können in beide Richtungen fließen. Wenn eine Seele zur Erde kommt, so berühren sich für einen Moment Himmel und Erde miteinander, und es entsteht etwas Neues, aber trotzdem Uraltes. Paare, die sich ein Kind wünschen, können dem noch nicht inkarnierten Wesen einen Brief schreiben und ihn mit der Kraft ihres Herzens in den Kosmos schicken. Der Inhalt des Briefes wird bei jedem Paar ein anderer sein. Er könnte vielleicht so lauten, wie bei Sarah, die sich an die Seele ihres Ungeborenen wandte:

Geliebtes Wesen,
der Mann, der dein Vater werden möchte, und ich, die gerne deine Mutter wäre, haben uns endlich gefunden. Wir lieben einander so sehr, dass wir uns nichts sehnlicher wünschen, als dass du – wunderbare Seele – in unser Leben kommst, damit du hier auf Erden deine Lebensaufgabe erfüllen kannst. Wir wollen dich dabei freudig unterstützen und dir die Gelegenheit geben, deinen Weg in Freiheit zu gehen. Wir würden gerne die unendliche Beziehung mit dir auch auf Erden nochmals leben, dir unsere Liebe und Dankbarkeit zeigen und dich spüren lassen, wie sehr du uns willkommen bist.

Du wunderbare Seele in den Weiten der jenseitigen Welten, ich biete dir meinen Körper zum Schutz und zum Wachsen und Gedeihen. Ich möchte dich nähren und unterstützen. Dein künftiger Vater wird dir beistehen und dich mit den Wegen im Leben vertraut machen. Ja, er wird dir auch das Fahrradfahren beibringen, aber noch so viel mehr. Er wird dir zeigen, wie wunderschön die Erde noch immer sein kann. In Wäldern, an Seen und Meeren, auf den Bergen, aber auch in den weiten Tälern des Landes kannst du deinen Körper erleben und spüren, dass du trotz allem noch verbunden sein wirst mit deiner jetzigen Dimension. Du musst dort oben nicht gänzlich – und schon gar nicht für immer – Abschied nehmen, wie du weißt.

Diesmal werden wir uns bemühen, dir den Zugang zu deiner spirituellen Heimat freizuhalten, ihn zu stärken und dich dabei unterstützen. Du kannst auch uns viel geben und wir wollen gemeinsam mit dir lernen und innerlich wachsen. Im Grunde bist du schon jetzt bei uns – das kann ich ganz stark in diesem Moment spüren.

Meine geliebte Seele, ob du zu uns kommst und auch wann das geschehen mag – das ist allein deine Entscheidung. Wir möchten dir nur sagen: Es ist alles bereitet. Es spielt übrigens keine Rolle, ob du als weibliches oder männliches Wesen deinen Körper ausbilden möchtest. Wir lieben dich so, wie du bist und sein wirst und in der körperlichen Erscheinung, die du dir für deine Lebensaufgabe und als Lernfeld aussuchen wirst. Nur du weißt, was für dich angemessen ist und wir werden dich auch lieben, wenn du krank bist oder deine Verletzungen bei uns heilen möchtest. Wir werden dich stets als wissende Seele schätzen und deine innere Weisheit achten – auch wenn uns das nicht immer leichtfallen sollte. Wir sind bereit für dich. Und wir freuen uns auf all die wunderbaren Dinge, die entstehen werden, wenn sich liebende Seelen zusammenfinden.

Aber selbst wenn du dich entscheiden solltest, noch ein wenig zu warten, oder auch in diesem irdischen Leben nicht zu uns zu kommen – wir wissen ja nicht, welche wichtigen Aufgaben du dort oben noch zu erfüllen hast –, so verstehen und akzeptieren wir deine Entscheidung. Wir mögen zwar traurig darüber sein, aber wir werden dich deshalb nicht weniger lieben. Solltest du dich aber entscheiden zu uns zu kommen, so wird unsere Freude kein Ende kennen. Geliebte Seele, wir werden uns wiedersehen und miteinander vereint werden – egal in welcher Dimension dies auch geschehen mag. Wir lieben dich aus tiefstem Herzen.

Deine Mama und dein Papa

Dem ist nichts mehr hinzuzufügen. Wenn sich Seelen auf dieser Ebene berühren können, ist dies eine wunderbare und beglückende Erfahrung, egal wie sie ausgehen mag.

III. Bereit werden für die Schwangerschaft

Die eigene Geschichte erforschen

Wer schwanger werden will, tut gut daran, die eigene Geschichte zu erforschen. Es ist wichtig, die bisherigen Erfahrungen und unbewussten Prägungen ausführlich zu erkunden. Dies gilt für alles, was wir erlebt haben, körperlich und seelisch. In die eigene Geschichte einzutauchen, Blockaden und festgefahrene Verhaltens- oder Denkmuster aufzulösen, ist für jeden Menschen sinnvoll, denn es kann Potenzial freisetzen. Doch wenn sich Ihr Kinderwunsch nicht erfüllt und es keine medizinischen Gründe dafür gibt, ist dies ein Grund mehr, sich mit sich selbst und der eigenen Biografie zu befassen. Dadurch lassen sich eigene Tiefen ausloten. Hier finden Sie Erklärungen für die Ursachen der bisherigen Kinderlosigkeit. Selbst wenn medizinische Indikationen es erschweren, ein Kind zu zeugen oder zu empfangen, wirkt eine Reise zu den eigenen Prägungen positiv. Denn über die Integration ungelöster Themen kann sich auch Ihr Körper verändern und offener werden. Er ist dann eher in der Lage, eine Schwangerschaft herbeizuführen und anzunehmen.

Haben Sie vor dieser Erkundung keine Angst! Die Auseinandersetzung mit der eigenen Geschichte kann Energie freisetzen und sehr lustvoll sein. Eine gute Therapie ist hilfreich, unterstützend, liebevoll, humorvoll und auf jeden Fall erhellend. Sie geht immer mit einem Reifeprozess einher.

Jedes individuelle Anliegen erfordert eine individuelle Therapie. Wer sich auf die Suche nach prägenden Erfahrungsmustern macht, die dem Wunsch nach einem Kind im Wege stehen, beginnt sinnvollerweise mit der Erforschung der eigenen vorgeburtlichen Lebenszeit. Das geschieht am besten in Regressionen.

Regressionstherapie

Regressionstherapie bewirkt tiefe Veränderungsprozesse und Heilung. Ich begleite Klienten seit fünfzehn Jahren in ihre prä- und perinatale sowie in die präkonzeptionelle Zeit ihrer Entstehung und erforsche mit ihnen ihre ersten Prägungen. Die Regressionstherapie schließt Schritt für Schritt die Lücken der Wahrnehmung zwischen Zeugung und Geburt. Für eine erfolgreiche Therapie muss sich eine Klientin über den Ablauf der Konzeption und über ihre vorgeburtliche Lebenszeit bewusst werden. Dann kommt es zu einer erfolgreichen Integration. Unser Ziel ist meist, hartnäckige Verhaltensmuster aufzulösen, die anderen Therapieformen erfolgreich standgehalten haben. Einige Klienten ohne besonderen Leidensdruck möchten diese Erfahrung bewusst erleben oder ihre eigenen Kinder besser verstehen lernen. Andere kommen, um an der Erfüllung ihres Kinderwunsches zu arbeiten.

Zu Beginn legen Sie mit Ihrer Regressionstherapeutin oder Ihrem Therapeuten eine Kraftquelle fest. Sie kann ein persönliches Schmuckstück oder das innere Bild eines Ortes sein, an dem Sie sich wohlfühlen. Diese Ressource vermittelt innere Sicherheit. Während der Regression können Sie jederzeit dorthin zurückkehren. Auch andere Techniken helfen, sich während der Erkundung aufgehoben zu fühlen. Eine Möglichkeit ist, das Geschehen wie einen Film zu betrachten, anstatt es selbst zu wiederholen. In einem imaginierten Kino steht es Ihnen frei, den Zeitraffer ein- oder den Ton auszuschalten, das Bild unscharf zu stellen oder die Pausetaste zu drücken, wann immer es für Ihr Wohlbefinden nötig ist.

Regressionen finden in Einzelsitzungen statt, die in der Regel knapp zwei Stunden dauern. Sie beginnen mit einer Tiefenentspannung, die wie eine Reise durch den Körper verläuft. Meist werden Regressionen im Liegen durchgeführt, damit sich die Klienten frei bewegen können – vielleicht wollen sie sich zum Schutz wegdrehen oder zusammenkrümmen, wenn unangenehme Emotionen oder Giftstoffe das Ungeborene treffen, in das sie sich hineinfühlen. In der Regression beantwortet der Klient offene Fragen zu einem vorher festgelegten Thema. Eine der erfahrungsgemäß wichtigsten Phasen ist die Zeit, wenn die Mutter die Schwangerschaft zu ahnen beginnt bis zu dem sicheren Wissen, dass sie ein Kind erwartet. Die mütterliche Reaktion darauf brennt sich tief in unseren Körper und unsere Seele ein, insbesondere dann, wenn die Schwangerschaft nicht erwünscht ist. Eine Frage in der Regression könnte also lauten:»Was nehmen Sie als Erstes wahr, als Ihre Mutter zu ahnen beginnt, dass sie schwanger ist?« Danach stellt die Therapeutin weiterführende Fragen, die sich immer wieder auf das körperliche Erleben konzentrieren. Schließlich können die Einnistung oder eine bestimmte Periode der vorgeburtlichen Lebenszeit – zum Beispiel die ersten acht Wochen – vollständig be- und verarbeitet werden.

In der Regression werden außerdem das Umfeld der Mutter, familiäre, finanzielle, arbeitsbedingte, persönliche oder sonstige Belastungen erkundet. War das Kind erwünscht? War es als Junge oder Mädchen willkommen? Wie hat sich das Wissen, ein erwünschtes, unerwünschtes, geplantes oder Überraschungskind zu sein, im Körper des Kindes manifestiert? Wenn die Mutter die Schwangerschaft oder das Geschlecht abgelehnt hat, finden sich auch im eigenen Körper Spuren dieser Ablehnung. Sie kann sich auf die Fähigkeit auswirken, selbst Kinder zu zeugen oder zu empfangen.

Wurde der Fetus mit Stresshormonen überschüttet, so haben sich daraus Erfahrungs- und Denkmuster geformt – beispielsweise Selbstzweifel oder Selbstablehnung. Daraus entwickeln sich Handlungsstrategien, die bei Konflikten unbewusst eingesetzt werden. Diese Muster können sich in Form von Vermeidung, Kompensation und Verleugnung oder als Wiederholung von spannungsgeladenen oder traumatischen Situationen zeigen.

Der emotionale Stress wirkt sich außerdem in körperlichen Blockaden aus, die alle Organsysteme, darunter auch die Fortpflanzungsorgane, betreffen können. Deshalb ist es sinnvoll, im Anschluss an die

Regressionen mit Körperarbeit fortzufahren. Dabei lernen Sie zu spüren, wie und wo im Körper sich negative Erfahrungen niedergeschlagen haben. So können Sie körperliche Empfindlichkeiten oder Dispositionen viel besser verstehen. Im Anschluss daran lassen sich Blockaden auch auf der körperlichen Ebene auflösen. Durch die Integration bisher unbewusster Erfahrungen ist der Raum frei für neue Verhaltens- und Denkmuster – und möglicherweise auch für eine neue Seele.

Körperarbeit

Unser Körper ist in der Lage, alle bisherigen Erfahrungen in sich aufzunehmen und zu speichern. Während der Geburt bilden sich im Gehirn neurologische Vernetzungen. Sie entstehen durch Sinneseindrücke sowie durch die mechanischen Vorgänge, die das Baby bei seinem Durchgang bewältigen muss. Nicht nur aus der Regressions- und Körperarbeit, sondern auch aus der Pränatalpsychologie wissen wir, dass sich vorgeburtliche Erlebnisse über die biochemischen Verbindungen zwischen Mutter und Kind ebenfalls im Körper verankern. Die vorgeburtliche Lebenszeit und die eigene Geburt sind bei einem Kinderwunsch die wichtigsten Themen, die es zu bearbeiten gilt.

Körperarbeit über die eigene Pränatalphase kann bereits nach den ersten vorgeburtlichen Regressionen im Anschluss an die Erkundung der individuellen Prägungsgeschichte erfolgen.

Denn in den Regressionen haben die Klienten die Möglichkeit, ihre vorgeburtlichen Körperempfindungen wahrzunehmen. Damit lässt sich auf unterschiedliche Weise arbeiten. Spannungen kann man zum Beispiel über heftiges Schlagen der Arme und Beine aus dem Körper schütteln oder aber über eine »Nabelschnur« – repräsentiert durch ein weiches, zusammengerolltes Tuch – sanft und beständig oder dynamisch mit Unterstützung der Atmung herausstreichen. Die Therapeutin gibt Anregungen, und die Klienten können ihren eigenen Weg finden.

Es bedeutet viel für Klienten, das Körpergefühl, das sie vor der Entdeckung ihrer Existenz hatten, klar zu spüren. Klienten, die keine traumatischen Erfahrungen in der Zeit vor der Konzeption hatten, beschreiben dieses Gefühl ähnlich. Sie alle spüren Freude, Leichtigkeit und Ausgeglichenheit und drücken dies in bildreichen Metaphern aus. Vielleicht erleben auch Sie sich in der Körperarbeit wie »ein hüpfender Gummiball«, »eine schwebende Wattekugel« oder »eine springlebendige Kaulquappe«?

Unser Körpergefühl verändert sich grundlegend, sobald die Mutter die Schwangerschaft zu ahnen beginnt. Freude ist für das Ungeborene ebenso spürbar, wie die Ambivalenz oder der Stress der Mutter – und den kann es auch bei geplanten Wunschkindern geben. Alles geht auf den Körper des Fetus über. Biografische oder auch familiengeschichtlich bedingte Prägungen der Mutter und die aktuelle Situation der Schwangeren beeinflussen das Kind. Die Emotionen gelangen verschlüsselt als hormonelle Veränderungen über die Nabelschnur in den kleinen Körper. Die einzige Möglichkeit, um Stress abzubauen, ist Bewegung. Wenn sich ein Kind zuerst kleinmacht, um sich anschließend durchzubiegen, ist dies der aussichtslose Versuch, zurückzugeben, was in den Körper eingedrungen ist.

In der Körperarbeit erhalten wir die Chance, vorgeburtlichen Stress loszuwerden. Zuvor müssen wir lernen, uns zu schützen, um uns im Alltag nicht von den Anforderungen und Emotionen anderer überwältigen zu lassen. Für viele erwachsene Klienten ist es tatsächlich das erste Mal im Leben, dass sie sich ruhig, sicher und ungestört fühlen. Dies zu sehen, ist ergreifend.

Der Schutz hilft zu dosieren und zu filtern, was in den Körper kommen darf und was nicht. Der nächste Schritt ist, Blockaden im Körper aufzuspüren und aufzulösen. Erfahrungsgemäß nehmen wir in Regressionen eine energetische Blockierung oft als Schlacke oder als dunkle, verdichtete Stelle wahr, die sich kalt und schwer oder fest und steif anfühlt. In den körpertherapeutischen Sitzungen finden wir individuelle Wege, den Körper im Atemrhythmus davon zu befreien. Der Atem fließt dann ruhig, gleichmäßig und lang anhaltend bis hin zu heftig, laut und schnell. Ich ermutige meine Klienten immer wieder dazu, Pausen einzulegen und nachzuspüren, wo noch Blockaden und emotionale Schlacken aus frühester Zeit zu finden sind, die vielleicht erst später aufgelöst werden können. Am Ende einer solchen Sitzung kann auch das ›Seelenlicht‹ wieder seinen Platz einnehmen. Es ist sehr befreiend und beglückend, dieses innere Licht zu spüren und damit den Kontakt zur eigenen Intuition und zum Göttlichen wieder herstellen zu können.

Embryologen gehen davon aus, dass es sich in dreißig Prozent aller Schwangerschaften um eine Doppelempfängnis handelt. Manche Quellen sprechen von bis zu achtzig Prozent. In den wenigsten Schwangerschaften werden jedoch Zwillinge tatsächlich ausgetragen. Dies bedeutet, dass viele Menschen bereits in der vorgeburtlichen Lebenszeit einen Verlust zu verkraften hatten. Zu einem Zwilling haben wir neben der Mutter die engste Bindung. So ist leicht nachvollziehbar, dass dieser zunächst vergessene Verlust spätere Beziehungsmuster nachhaltig prägt. Der Verlust kann insbesondere dann emotional traumatisch sein, wenn die Mutter negativ auf die Schwangerschaft reagiert und der Zwilling nahezu zeitgleich abstirbt.

In der therapeutischen Arbeit geht es zunächst um einen Erkundungsprozess. In der Regression haben Sie auf allen Sinnesebenen erfahren, was damals geschehen ist. In der Körpertherapie können sie die Trauer bewältigen und sich von ihr verabschieden. Loslassen befreit und öffnet den Weg für Neues. Das persönliche Lebensgefühl und auch Beziehungen können sich danach verändern. »Menschen, die im Mutterleib ihren Zwilling verloren haben, spüren meist eine tiefe Sehnsucht nach Verschmelzung. Das, was ihnen fehlt, versuchen sie auszugleichen, indem sie die Erfüllung ihrer Wünsche in Beziehungen zu anderen Menschen suchen. Da sie sich oft nur als Teil und nicht als Ganzes wahrnehmen, fällt es ihnen schwer, ein Ich-Gefühl zu entwickeln. Sie kennen vornehmlich das Wir-Gefühl«, schreibt die Trauma-Therapeutin Evelyne Steinemann in ihrem Buch *Der verlorene Zwilling. Wie ein vorgeburtlicher Verlust unser Leben prägen kann.*

Schwangerschaft und Geburt sind Erfahrungen, deren körperliche und emotionale Eindrücke einen lebenslangen Einfluss auf unsere

Denk-, Verhaltens- und Reaktionsmuster haben, insbesondere bei allen Übergängen, Veränderungen und in Stresssituationen. War die Geburt für das Baby lebensbedrohlich – litt es zum Beispiel an Luftnot, weil sich die Nabelschnur um den kleinen Hals geschlungen hatte – so ist diese Erfahrung ebenso gespeichert wie andere unangenehme Körpererlebnisse, zum Beispiel schmerzhafte Druckstellen, die durch die Drehung bedingt sind. Immer wenn im Leben große Veränderungen anstehen, können diese negativen Erfahrungen wieder aktiviert werden. Dies kann ein Umzug, ein Wechsel der Arbeitsstelle, eine neue Beziehung oder auch das Zeugen oder Empfangen eines Kindes sein. Letzteres führt vermutlich zur größten Veränderung im Leben eines Menschen. Wenn Vermeidung eine Überlebensstrategie ist, kann der Körper eine Empfängnis unbewusst verhindern. Wenn Schwangere große Entbindungsängste haben, kann dies auf eine schwierige eigene Geburt hinweisen.

In der Körperarbeit können die einzelnen Stadien der eigenen Geburt bearbeitet werden, sodass der Mensch neue, positive Erfahrungsmuster in sich verankern kann. Die Klientin oder der Klient erlebt die schwierigen Passagen durch die Hände der Therapeutin exakt und authentisch noch einmal in geschütztem Rahmen und vor allem im eigenen Tempo. Hierzu zwei Beispiele:

Wenn jemand unter der Geburt stecken geblieben ist und später häufig Stillstand mit all seinen emotionalen Facetten erlebt, ermöglicht Körperarbeit einen leichten und fließenden Durchgang. Da diese Geburtssequenz körperlich nachgestellt wird, während der Klient sein Trauma aktiviert hat, können sich alte Muster auflösen. Sie werden mit neuen, positiven Erfahrungen überschrieben.

Auch die Drehung unter der Geburt ist eine schwierige Phase. Während der kurzen Rotation kann das Kind durch den Richtungswechsel die Orientierung verlieren. Die Körperarbeit gibt Klienten die Möglichkeit, ohne Druck und ohne Stress den besten Weg hierfür zu finden. Danach können sich Klienten im Alltag – insbesondere in schwierigen Situationen – angemessener verhalten.

Wenn Blockaden, die sich wie ein energetischer Schock im Lebensgefühl und in der Seele niederschlagen können, durch die Körperarbeit aufgelöst werden, kommt der Kontakt zur eigenen Intuition und zum Göttlichen wieder wie von selbst ins Fließen. Der letzte Schritt, sich selbst zu erkunden, folgt dann auf seelischer Ebene.

Seelenarbeit

Seelenarbeit erforscht mithilfe von Regressionen und mit Elementen der Körperarbeit, wie und wann eine Seele sich zu kommen entscheidet, wie sie den beschriebenen Verdichtungsprozess erfährt und welche Prägungen daraus resultieren. Seelenarbeit stellt und beantwortet die Frage, warum eine Seele ihren Weg zu genau diesen Eltern und in genau diesen Körper nimmt. Erfahrungsgemäß ist Seelenarbeit die Methode mit dem größten Heilungs- und Veränderungspotenzial. Sie beinhaltet viele Aspekte, die sich bei einem unerfüllten Kinderwunsch gut eignen, Hindernisse aus dem Weg zu räumen.

Wenn wir davon ausgehen, dass unsere Geburt und die vorgeburtliche Lebenszeit alle Vorerfahrungen komprimiert, so setzt Seelenarbeit am Anfang allen Seins noch vor der Konzeption an. Die Heilung beginnt dort, wo unsere traumatischen psychischen und physischen Erfahrungen ursprünglich entstanden sind.

Die Menschwerdung der Seele ist ein komplexer Vorgang der Verdichtung. Die Seele kommt aus einer unendlichen göttlichen Weite in die Enge des Körpers. Dafür muss sie viele Stationen durchlaufen und Hindernisse überwinden. Die Seele muss ihr inneres Licht mit auf die Erde bringen, was ihr in Anbetracht des schwierigen Weges nicht immer gelingt. In diesem Fall wird ein Mensch geboren, der mehr oder weniger gut funktioniert und sich vielleicht auch seines Lebens freut. Dennoch bleiben innere Leere und Sinnlosigkeit bestehen. Viele Menschen brauchen mindestens ihre erste Lebenshälfte, um diesen essenziellen Seelenteil zurückzuholen. Es ist eine beglückende Erfahrung, die das Leben um viele Dimensionen bereichert, wenn es gelingt.

Bei der Seelenarbeit werden die einzelnen Stadien von Spermium und Eizelle und die gesamte Konzeption in vielen kleinen Einzelschritten in Regressionen erneut durchlaufen. Durch eine anschließende Körperarbeit können auch hier wieder positive Erfahrungen nachgeholt und verankert werden.

Seelische Narben wahrnehmen und heilen

Es ist ein wichtiger und nötiger Schritt auf dem Weg zu einem Kind, sich mit bisherigen erfolglosen Versuchen, schwanger zu werden, auseinanderzusetzen. Vielleicht ist die Geburt eines ersten Kindes traumatisch verlaufen? Oder es gab bereits eine Fehlgeburt? Auch ein vorangegangener Kaiserschnitt (Sectio) kann sich negativ auf den Kinderwunsch auswirken. Der Körper hat die Erinnerung daran gespeichert und braucht Heilarbeit, um sich für eine erneute Schwangerschaft öffnen zu können.

Doch die bewusste Auseinandersetzung mit solchen Traumata findet nur selten statt. Oft ist die Trauerphase unangemessen kurz, um möglichst schnell die nächste Schwangerschaft »in Angriff« zu nehmen. Hektische Aktivität überdeckt die nötige Trauer und Verarbeitung. Dabei wird der Weg zum Ziel so eher länger als – wie viele annehmen und hoffen – kürzer.

Sich Zeit zu nehmen ist auch dann sinnvoll, wenn das Alter drängt. Die Beschäftigung mit der Desillusionierung und damit, was eine Schwangerschaft für die Eltern bedeutet, braucht ihren Raum. Die Erfahrung, nicht schwanger zu werden, keine natürliche Geburt zu erleben oder eine Fehlgeburt zu erleiden, ist dramatisch, weil zum ersten Mal unser Wille an seine Grenzen stößt. In unserer Leistungsgesellschaft, in der Menschen daran gewöhnt sind, ihre Ziele selbst zu definieren und sie herbeizuführen, bringt dies das Gefühl mit sich, gescheitert zu sein. Dies bedeutet einen Schock und eine tiefe Erschütterung, die lange anhalten.

Fehlgeburten betrauern

Genaue Zahlen für Fehlgeburten sind schwer zu erheben, da viele bereits in den ersten Tagen der Schwangerschaft geschehen und die

Abgänge mit einem ungewöhnlichen Monatszyklus verwechselt werden. Eine Fehlgeburt ist eine traumatische Erfahrung, die, selbst wenn es anschließend zu einer Schwangerschaft mit glücklichem Ausgang kommt, tief prägt und Narben auf der Seele hinterlässt. Dies zeigt sich zum Beispiel in Beratungsgesprächen, wenn Eltern mit Erziehungsproblemen zu mir kommen. Auch Jahre später fließen über den damaligen Verlust noch Tränen.

Mütter und Väter, die mehr als eine Fehlgeburt erleiden, trifft es besonders hart. Insbesondere künstlich befruchtete Frauen nehmen oft viele erfolglose Versuche auf sich. Wenn jeder Misserfolg als persönliches Scheitern und als Niederlage gewertet wird, wirkt sich dies langfristig negativ auf das Selbstbewusstsein aus.

Es hilft, sich mit den Ursachen für die Fehlgeburten auseinanderzusetzen, ohne einen Schuldigen zu suchen. Wenn es gelingt, die Gründe, die in der eigenen Geschichte oder in der Ambivalenz zur Schwangerschaft liegen können, aufzudecken und erfolgreich zu bearbeiten, wird deutlich, dass es um die Akzeptanz eigener Prägungen und nicht um Schuldzuweisungen geht.

Eine Fehlgeburt kann auch als Abstoßungsreaktion gegen den Fetus als Eindringling betrachtet werden. Es lohnt sich, tiefer zu forschen, um die Abwehr zu verstehen und sie außer Kraft zu setzen. Vergeben, Akzeptieren und Frieden schließen mit dem, was war – vielleicht wird dann sogar möglich, die Fehlgeburt als ›göttlichen Umweg‹ zu sehen, der uns reifer und stärker gemacht hat?

Fehlgeburten können sich wiederholen und unbewusst, fast wie Re-Inszenierungen, herbeigeführt werden. Den Teufelskreis zu durchbrechen setzt voraus, die Dynamik zu fühlen, zu verstehen und zu bearbeiten. Entsprechen sich die Wochen der Fehlgeburten, kann dies bedeuten, dass Sie selbst in Ihrer Pränatalzeit in dieser Woche einen Zwilling verloren haben. In Regressionen lässt sich herausarbeiten, was sich in Ihrer vorgeburtlichen Lebenszeit ereignet hat, oder was Ihrer Mutter in dieser Zeit widerfahren ist. Je mehr Aspekte Ihrer Geschichte Sie in die Heilung einbeziehen können, desto höher ist die Wahrscheinlichkeit, dass alte Narben verheilen und einer Schwangerschaft mit positivem Ausgang Platz machen können.

Eine Klientin, Anita, gebar in der vierundzwanzigsten Woche ein Frühchen, das sich glücklicherweise gut und gesund entwickelte. Danach erlitt sie drei Fehlgeburten. Der Zusammenhang mit ihrer eigenen Geschichte drängte sich auf. Sie selbst war ein abgelehntes Kind, das dem Abtreibungswunsch und vielleicht sogar Abtreibungsversuchen der Mutter standgehalten hatte. Obwohl sich Anita selbst innig Kinder wünschte, war ihr Körper nur bedingt in der Lage, das vorgeburtliche Wesen lange genug bei sich zu behalten. Als sie erneut schwanger wurde, kam sie mit der Bitte um Unterstützung in die Praxis. Wir arbeiteten zu ihrem Gefühl, selbst abgelehnt gewesen zu sein, und zu ihren Schwierigkeiten, eine emotionale Verbindung zum Kind aufzubauen. Sich mit ihrem Kind zu verbinden, fiel ihr schwer, weil sie selbst keine innige Verbindung erfahren hatte. Sie vermied außerdem, sich tiefer einzulassen, weil sie einen erneuten Verlust befürchtete. Wir führten Fantasiereisen durch, in denen sich Anita ihren Uterus als fruchtbares, üppiges Land vorstellte. Wir arbeiteten mit Entspannungsübungen, Suggestionstechniken, Metaphern und positiven Bildern bis hin zu Techniken wie der Zeitlinie aus dem NLP. Anita erstellte Kollagen, in denen sie selbst schwanger im Mittelpunkt stand. Sie malte Bilder von sich in den verschiedenen Stadien ihrer fortschreitenden Schwangerschaft. Die gesamte Schwangerschaft hindurch hielt sie den Kontakt zu mir und holte sich Bestärkung und Sicherheit, wann immer ihre Zuversicht zu schwinden drohte. Sie entwickelte eine enge Verbindung zu ihrem Baby und wurde immer sicherer, dass das Kind wirklich erst zum errechneten Termin geboren würde. Zu ihrer großen Freude kam es genauso.

Dieses Beispiel illustriert, dass Frauen vorgeburtliche Bindungsfähigkeit auch dann entwickeln können, wenn sie selbst keine enge Verbindung zur Mutter erfahren haben. Stand die eigene Mutter ihrer Schwangerschaft ambivalent gegenüber, wirkt sich dies nicht nur auf die Beziehung zu ihrem Kind aus, sondern auch auf das Kind selbst. Eine mögliche Folge ist die mangelnde Bindungskraft der Tochter während ihrer eigenen Schwangerschaft. Eine emotionale oder äußere Krise kann dann eine Fehlgeburt auslösen.

Bei einem Zwillingsverlust zu Beginn der Schwangerschaft hat Trauer selten genügend Platz. Erstens ist noch ein weiteres Baby da. Zweitens wird oft unterschätzt, was der Abgang für die Seele des überlebenden Zwillings bedeutet. Würden Mutter und Vater trauern, wie bei der Fehlgeburt eines einzigen Kindes, könnten sie die Seele des verbliebenen Zwillings entlasten. Aus der Regressionstherapie wissen wir, dass angemessene Trauerarbeit erheblich zur Prophylaxe späterer Probleme beitragen kann. Die Schwangerschaft, die vorgeburtliche Lebenszeit und die Geburt selbst können für das verbleibende Baby leichter und unbelasteter verlaufen. Es erleichtert Kinder auch, wenn die Eltern später mit ihnen über den verlorenen Zwilling sprechen.

Es ist wichtig, ein durch eine Fehlgeburt entstandenes Trauma vollständig zu verarbeiten, bevor es zu einer erneuten Schwangerschaft kommt, um einer möglichen Wiederholung vorzubeugen. Im ungünstigsten Fall kann es zu einer Fehlgeburt kommen, ohne dass eine Frau weiß, dass sie schwanger war.

Christa hatte mit ihrer Schwangerschaft große emotionale Probleme. Sie war nicht in der Lage, ihren Bauch zu berühren oder Wasser an den Bauch zu lassen. Sie hatte panische Angst, Treppen zu steigen, weil sie befürchtete zu stürzen oder das Kind zu stoßen. Täglich ging sie zum Arzt, um prüfen zu lassen, ob der Fetus noch lebe. Andernfalls müsse es sofort ›weggemacht‹ werden. Aufgrund ihrer massiven körperlichen Spannungszustände rechneten die Ärzte mit einer Frühgeburt. Was war passiert? Bei ihrer ersten Schwangerschaft wurde Christa mit starken Blutungen ins Krankenhaus überwiesen und erfuhr, dass sie mit Zwillingen schwanger gewesen war. Drei Monate später hatte sie eine erneute Fehlgeburt mit Zwillingen. Es schien, als wolle sie die Babys abstoßen, obwohl es keinen vernünftigen Grund dafür gab. Ich lernte Christa während ihrer dritten Schwangerschaft kennen. Wir arbeiteten nicht mehr aufdeckend und ließen ihre Biografie außer Acht, weil mir das Risiko zu groß erschien. Stattdessen aktivierten wir ihre persönlichen Ressourcen. Wir arbeiteten gegenwartsbezogen. Christa lernte, sich zu entspannen und dennoch in Bewegung zu kommen. Sie lernte, in ruhigem Tempo voranzugehen und sich von Tag zu Tag innerhalb ihrer Schwangerschaft positiv gestimmt vorwärts zu bewegen. Letztlich kam das Kind lediglich drei Wochen zu früh, weil es ihr gelang, sich durch die kontinuierliche Therapie emotional zu stabilisieren.

Kommt es nach einer Fehlgeburt erneut zu einer Schwangerschaft, fürchten die meisten Frauen, der Verlust könne sich wiederholen. Je nach Charakter und Persönlichkeitsstruktur sind sie angespannt und übervorsichtig, in einem ungesunden Maße euphorisch und überaktiv, ängstlich bis panisch oder gedämpft und apathisch. Auch wenn dieses Verhalten nachvollziehbar ist – nichts davon bietet dem Fetus guten Nährboden, und durch die Stresshormone der Mutter kann sich das Risiko einer erneuten Fehlgeburt erhöhen. Auch unachtsame Formulierungen von Ärzten bei den Schwangerschaftsuntersuchungen können werdende Mütter in Anspannung oder Alarmbereitschaft versetzen.

Je entspannter sich die Schwangere verhält und je gelassener und zuversichtlicher sie sich fühlt, desto besser ist dies für Mutter und Kind, insbesondere in den ersten Wochen der Schwangerschaft. Frauen gelingt dies erfahrungsgemäß leichter, wenn der vorangegangene Verlust betrauert und innerlich geklärt ist.

Therapiemöglichkeiten

Eine Fehlgeburt muss nicht für alle gleich traumatisch sein. Es gibt unterschiedliche Strategien, damit umzugehen. Außerdem sind die Begleitumstände individuell verschieden. Möglicherweise kann Ihr familiäres oder soziales Umfeld den Verlust so gut auffangen, dass die Verarbeitung ohne fachliche Hilfe gelingt? Vielleicht haben Sie den Eindruck, dass Ihr Partner den Verlust schneller überwindet? Ein Grund dafür ist, dass sich der männliche Hormonhaushalt nicht verändert. Männer verfügen oft über andere Bewältigungsstrategien und gehen lösungsorientiert vor, indem sie zum Beispiel möglichst schnell eine erneute Schwangerschaft anstreben. Es kann durchaus sein, dass Ihr Partner ratlos vor Ihrem Leid steht, das er zwar theoretisch verstehen, aber emotional nicht nachvollziehen kann. Deshalb: Zögern Sie nicht, sich zur Verarbeitung traumatischer Erfahrungen therapeutische Unterstützung zu holen. Womöglich genügt eine kurzfristige Krisenintervention; vielleicht ist aber auch eine längere Trauma-Therapie angebracht. Suchen Sie sich eine Therapeutin oder einen Therapeuten, bei dem Sie sich wohl fühlen und der den Prozess liebevoll, empathisch und kompetent begleiten kann.

Grundsätzlich ist es hilfreich, wenn Ihre Therapeutin oder Ihr Therapeut auf verschiedene Methoden zurückgreifen kann, die situationsbedingt und individuell zum Einsatz kommen können. Neben einem integrativen Ansatz, der unbedingt auch die Familiensysteme einschließen sollte, empfehle ich eine begleitende Bachblütentherapie für die Dauer der gesamten Behandlung. Die individuell zusammengestellten Blüten wirken auf der seelischen Ebene und sind deshalb zur sanften Auflösung von traumatischen Erlebnissen sehr gut geeignet. Dazu später mehr.

Trauma-Therapie

Heilungsmöglichkeiten für Traumata werden unter dem Begriff Trauma-Therapie zusammengefasst. Unter einem Trauma versteht man eine Verletzung durch äußere Gewalteinwirkung oder durch eine starke seelische Erschütterung und einen seelischen Schock, der verschiedene physische und psychische Symptome bewirken kann. Es ist ein wenig so, als hätte sich der betroffene Körper- oder Seelenteil vom Bewusstsein abgeschottet, um nicht wieder verletzt zu werden. Viele Traumata sind deshalb unbewusst. Themen, die wir unter keinen Umständen näher erkunden wollen und deshalb aus unserem Leben ausschließen, können Hinweise auf verborgene Traumata liefern. Sie wirken im Verborgenen weiter und können sich in den unterschiedlichsten Situationen als Saboteure erweisen.

Woran können Sie ein Trauma erkennen? Wiederkehrende Träume oder Gedanken, die sich scheinbar ohne Kontrolle ins Bewusstsein schieben, und Grübeleien, die ständig um ein bestimmtes Thema kreisen, sind mögliche Merkmale für ein traumatisches Erlebnis.

Auch körperliche Reaktionen, zum Beispiel Schweißausbrüche oder Übelkeit, sobald das Erlebnis ins Bewusstsein kommt, sind klare Anzeichen für ein Trauma. Manche Frauen haben in ihrer Erinnerung einen »Filmriss«. Dann könnten sie sagen: »Ich weiß gar nicht mehr, wie und in welcher Reihenfolge sich das alles abgespielt hat. Es war alles viel zu viel auf einmal, und es ging so schnell. Es fühlte sich so schrecklich an, dass ich plötzlich gar nicht mehr alles mitbekam. Die Worte drangen nur noch wie im Nebel zu mir und auch körperlich fühlte ich mich wie betäubt und in Watte gepackt.«

Bestandteil der therapeutischen Arbeit ist, diese Erinnerungslücken zu schließen, damit das Erlebnis in allen Details, aber mit innerer Distanz wieder zugänglich wird. Wenn die traumatischen Ereignisse nicht mehr oder kaum noch erinnert werden können, empfehle ich zunächst eine Regressionstherapie. Ich biete diese Technik allerdings nur an, wenn die Klientin noch nicht schwanger ist. Denn dann ist die Zeit günstig, um Altes konzentriert und zielgerichtet anzugehen, ohne dass die Kräfte körperlich oder emotional gebunden sind. Erst wenn sich die Klientin klar an die Ereignisse und ihre damit verbundenen Gefühle erinnert, ohne sich davon überfluten zu lassen oder darin zu versinken, kann das traumatische Erlebnis integriert werden. Erst dann kann es einer bewussten Verarbeitung zugänglich gemacht werden.

Diese Arbeit erfordert viel Geduld und die innere Bereitschaft, sich nicht zu überfordern, sondern langsam und allmählich Schritt für Schritt vorwärts zu gehen. Indem wir die Situation gedanklich mehrmals wiederholen, können sich die in Körper und Seele gespeicherten Stresserfahrungen kontinuierlich abbauen. Der aktuelle Stand der emotionalen Ladung kann nach jedem Durchgang mit einem subjektiven Stressprofil abgefragt werden.

Ich empfehle meinen Klientinnen, das Erlebte nach den Therapiestunden detailliert aufzuschreiben. Denn Schreiben baut emotionale Spannungen weiter ab. Ein Therapietagebuch zu führen, ist effizient und hat sich bewährt. Es kann die Verarbeitungszeit deutlich verkürzen. Erfahrungsgemäß werden die Berichte in dem Maße immer kürzer, wie sich die traumatische Spannung abbaut.

Gesprächstherapie

Spüren Sie großen Bedarf, darüber zu sprechen, was Sie auf dem Weg zu Ihrem Wunschkind bereits auf sich genommen haben? Dann kann eine Gesprächstherapie der richtige Ansatz sein. Häufig haben sich die vielen erfolglosen Versuche, schwanger zu werden, die als traumatisch empfundene künstliche Befruchtung und eine möglicherweise anschließende Fehlgeburt überlagert. In den Gesprächen tragen wir nach und nach die Schichten ab, verarbeiten und bewältigen die Ereignisse. So können Sie das Geschehen, das Sie vielleicht wie ein chaotisches Durcheinander erlebt haben, allmählich sortieren und ordnen. Erst wenn die Chronologie und die dazugehörigen Gefühle klar sind, beginnt der nächste Schritt der Verarbeitung.

Weitere Techniken unterstützen die Gesprächstherapie. Die Arbeit mit Bildern, Rätseln, Geschichten und individuell zugeschnittenen Metaphern ist für den Verarbeitungsprozess sehr hilfreich. Vielleicht können Sie sich besonders gut über das Malen ausdrücken. Sie müssen keine Künstlerin sein, um eine Ausdrucksmalgruppe zu besuchen (www.balsam-art.de). Malen Sie Formen und Farben!

Auch persönliche Heilbilder unterstützen den Prozess. Malen kann der Entspannung dienen oder Ängste abbauen. Wenn Sie sehr angespannt sind, kann Malen helfen, Sie für eine Schwangerschaft zu öffnen:

Carola hatte nach künstlichen Befruchtungen bisher elf Fehlgeburten erlitten. Sie war verständlicherweise sehr angespannt und ein Schwerpunkt unserer Arbeit lag darin, in ihr mehr Gelassenheit zu wecken. Carola war zurückhaltend, perfektionistisch veranlagt und kontrollierte sich stark. Es war ihr fast unmöglich, heiter und ruhig durchs Leben zu gehen. – Existenzängste sind ein erheblicher Stressfaktor, doch Carola war finanziell abgesichert. – Da ihre Befruchtungsversuche in der Kinderwunschklinik jeweils erfolgreich waren, die eingesetzten Eizellen sich allerdings entweder nicht einnisteten oder wieder abgingen, versuchten wir das Klima im Uterus zu verbessern. Ich machte ihr den Vorschlag, in den Sitzungen und zuhause Comics zu zeichnen. Dies fiel ihr extrem schwer; sie überlegte sogar, die Therapie abzubrechen. Schließlich rang sie sich durch und malte Spermien und die wartende Eizelle. Auf meinen Wunsch hin versah sie ihre Bilder mit Sprechblasen, in die sie lustige Sätze einsetzen sollte. Ihre Kontrollmechanismen hielten nicht lange. Carola begann an der Aufgabe Spaß zu haben. Sie kicherte über ihre lustigen Einfälle und hängte die Comics zuhause auf. Am Ende malte sie einen Uterus, der gemütlich, weich und kuschelig war und nur darauf wartete, endlich einen Gast zu beherbergen. Bei der nächsten künstlichen Befruchtung konnte Carola das eingenistete Ei halten. In der Folgezeit arbeitete sie weiterhin an ihrer Fähigkeit, entspannt und zuversichtlich in die Welt zu blicken. Nach neun Monaten gebar sie einen gesunden Jungen.

Tatsächlich schwankt die Temperatur im Uterus. Es ist nachgewiesen, dass die Temperatur um 0,2 bis 0,4 Grad sinkt, wenn die Mutter ihren sich rundenden, schwangeren Körper ablehnt. Wundert es Sie, dass sich eine Eizelle in einer üppigen tropischen Landschaft lieber einnistet als in einem Kühlschrank oder in einer kargen Mondlandschaft?

Selbstheilung anregen

Wenn im Körper Heilung geschieht, handelt es sich im Grunde stets um eine Selbstheilung. Es bedeutet, dass der Organismus wieder die nötigen Stoffe produziert, um ins gesunde Gleichgewicht zu gelangen. Medikamente oder therapeutische Anwendungen können dabei helfen, doch der Körper muss die Heilung umsetzen, um nicht lebenslang auf Medikamente angewiesen zu sein. Dies ist bei einigen Erkrankungen nötig – das Leben kann dann mithilfe der Medikamente ohne größere Einschränkungen geführt werden –, aber von Heilung ist in diesen Fällen nicht die Rede. Auch die Methoden der künstlichen Befruchtung bedeuten keine Heilung, sondern umgehen die natürlichen körperlichen Abläufe.

Wie funktioniert Selbstheilung? Was muss im Körper und in der Seele passieren, damit ein kranker Organismus wieder genesen kann? Es gibt Menschen, die den »Kampf« mit der Krankheit aufnehmen. Andere vertrauen auf die Hilfe einer höheren Macht; wieder andere erleben ihre Heilung als Selbsttransformation. Wichtig ist, daran zu glauben, dass wir Einfluss auf die Regulation haben. Die Macht der Gedanken ist durch quantenphysikalische Versuche mehrfach bestätigt. Das menschliche Bewusstsein verfügt über erstaunliche Fähigkeiten. Entspannungsübungen können dazu führen, die Produktion schädlicher Stresshormone abzubauen. Gleichzeitig wird das Immunsystem gestärkt: Die Produktion der Interleukine – Botenstoffe des Immunsystems – läuft wieder auf Hochtouren. Das gestärkte Immunsystem kann sich so wieder seiner Aufgabe widmen, Bakterien, Viren oder entartete Zellen zu entdecken und zu vernichten. »Man könnte Heilung demnach als einen Vorgang betrachten, bei dem Informationen zur Verfügung gestellt werden, die das System zur Stabilität zurückführen«, beschreibt Lynne McTaggart ihre achtjährigen Recherchen mit namhaften Physikern, Biologen, Medizinern, Neurowissenschaftlern und Bewusstseinsforschern weltweit. Um diese Prozesse zu unterstützen, gibt es unterschiedliche Methoden; einige werden wir Ihnen später vorstellen.

Sich selbst und seinen Körper lieben

Liebe kann heilen, das ist kein Geheimnis. Was also liegt näher, als uns selbst durch die Liebe zu heilen? Meist glauben wir, dass uns jemand anders lieben muss, damit wir heil werden. Aber die Ganzheit liegt in uns selbst. Wir sind innerlich vollkommen und haben einen Seelenschatz im Innern, der niemals erkranken kann. Nur haben wir manchmal den Zugang zu unserer Stärke verloren. Doch wir können den Weg zu dieser Kraftzentrale wiederentdecken und freilegen, was verschüttet war.

Den eigenen Körper zu lieben, wird uns nicht leicht gemacht. Schließlich wird uns täglich vor Augen geführt, wie ein erfolgreicher

(Frauen)-Körper auszusehen hat: schlank, durchtrainiert und mit Rundungen an den richtigen Stellen. Auch wenn wir uns vorgenommen haben, uns davon nicht beeindrucken zu lassen, fällt es schwer, dieser Gehirnwäsche unbeschadet zu entkommen. Wunderschöne Frauen und Mädchen – und in zunehmendem Maße auch junge Männer – halten ihren Körper und damit sich selbst für verbesserungswürdig. Wir sind mehr als unser Körper, doch das vergessen wir zu oft. Wer sich nur über seinen Körper definiert, hat spätestens im Alter Probleme. Doch auch das Leben in den »besten Jahren« kann erheblich leiden, wenn wir bei jedem Blick in den Spiegel nur die Schwachstellen entdecken. Irgendwo gibt es bei fast jeder Frau Körperteile, die nicht dem herrschenden Schönheitsideal entsprechen. Es ist wünschenswert, sich auch mit diesen vermeintlichen Schwächen anzufreunden und auszusöhnen.

Das gängige Schönheitsbild fordert einen flachen Bauch. Die hübschen runden Bäuchlein aus der Rubensperiode haben längst ausgedient. Wenn die Mode figurbetont und eng ist, sodass jede Speckfalte sofort ins Auge springt, wird der Spruch unserer Mütter »Brust raus und Bauch rein« zum Lebensmotto. Wer allerdings ständig darauf bedacht ist, seinen Bauch einzuziehen, engt sich im wahrsten Sinne des Wortes ein. Das Emotionalzentrum, das in der Bauchgegend seinen Sitz hat, bekommt keine Luft mehr. Der Atem wird flach und ist damit nicht mehr so entspannend. Mit einer tiefen Bauchatmung, wenn sich der Bauchraum bei jedem Einatmen deutlich hebt, entstressen wir uns wie von selbst. Ein angehaltener Atem verhindert dies.

In unserem Bauchraum liegen zwei Chakren: Das zweite Chakra liegt unterhalb des Bauchnabels in Höhe der Gebärmutter, das dritte Chakra zwischen Bauchnabel und Herz. Die Chakren sind Energieknotenpunkte in unserem Körper, denen spezifische Eigenschaften zugeordnet werden. Insgesamt hat unser Körper sieben solcher Energiezentren. Das zweite Chakra wird auch als »Sitz des Lebens« bezeichnet. Dort ist der Ort der Fruchtbarkeit schlechthin. Damit einher gehen die Bereiche Sexualität, Gefühl, Sinnenfreude, Bewegung und Nähren. Mystisch betrachtet ist das zweite Chakra mit dem Wasser und dem Mond verbunden: empfangen, weich werden, fließen und geschehen lassen. Der Mond hat Einfluss auf die Gezeiten. Rhythmisch zieht er das Wasser der Ozeane unserer Erde hin und her. Das gibt einen Hinweis auf das bipolare Konzept, das beim Geschlechtsakt vorübergehend aufgehoben wird. Aus eins plus eins entstehen nicht nur zwei, sondern drei. Ziel der geschlechtlichen Vereinigung war und ist das Zusammenfließen höchster weiblicher und männlicher Energie. Sie ist die vollständige Vereinigung der Gegensätze und als solches eine Einheitserfahrung, die weit über das körperliche Erleben hinausgeht. Aus dieser Verbindung entsteht als Resultat das Dritte. Es ist die potenzierte Kraft, die sichtbar und greifbar wird, bei der das Ergebnis mehr ist, als die Summe der Einzelkomponenten. Dieses Dritte kann sich körperlich manifestieren – wie in einem Kind –, oder aber es kann auch als geistige Kraft das vereinigte Paar beflügeln und auf seinem Weg durchs Leben leiten. Mithilfe dieser Kraft, die beide Körper durchflutet, können auch schwierigste Lebensaufgaben gemeistert werden. Kernpunkt eines so verstandenen Liebesakts ist die Konzentration auf das Geistige und Körperliche gleichermaßen.

Die Vitalkraft wird bildlich durch zwei Schlangen dargestellt, die sich an der Wirbelsäule emporwinden, sich in den Chakren kreuzen und weiter nach oben streben. So wird erdgebundene Energie himmelwärts geleitet. Es entsteht eine Brücke zwischen Himmel und Erde, die durch zwei Menschen gleichzeitig fließt. Das ist ein glückselig machendes Ereignis, und unbewusst streben alle Menschen danach. Dieselbe Kraft suchen wir im Orgasmus, der ein Vorgeschmack auf diesen dauerhaft seligmachenden Zustand ist. Leider erkennen und leben die meisten Menschen nur die körperliche Dimension der Liebe. Dann kann sich nach dem kurzen Moment der Ekstase Leere und Traurigkeit breitmachen. Um dieses Gefühl immer wieder zu erleben, jagt ein sexuelles Abenteuer das nächste. Doch das Glücksgefühl langfristig zu erhalten, ist nur möglich, wenn eine geistige Verbindung bewusst dazugehören darf.

Erleuchtung kann ein Paar, aber auch ein Einzelner erlangen. Suchen wir den Weg der Erleuchtung als Einzelperson, so geht dies zum Beispiel durch Meditation oder Kontemplation. Allerdings wird dabei die transformierende Kraft der Sexualität nicht mit einbezogen. Es ist jedem selbst überlassen, welchen Weg er oder sie wählen möchte. Doch in der katholischen Kirche gibt es keine Möglichkeit der Erleuchtung, die Sexualität einbezieht. Die Aufhebung der Polarität im Liebesakt kann aber über körperliche Grenzen hinaus erfahren werden und zu einer wahrhaften Transformation führen. Dies ist eine wunderbare Möglichkeit, die Einheit mit allem, auch mit allen Sinnen zu erleben. Re-ligio wird damit körperlich erfahrbar – und zwar im Hier und Jetzt, nicht erst im »Himmel«. Doch die (Schöpfer)-Kraft des Weiblichen wurde aus der Religion völlig entfernt. Es sind allein Männer, die in der katholischen Kirche die Richtung bestimmen. Auf diese Weise konnte die weibliche Schöpfungskraft auf ein Nebengleis gestellt und sogar als böse und gefährlich charakterisiert werden. Eva – unsere Urmutter – galt plötzlich als Verführerin, die den Mann ins Verderben lockte und schuld daran ist, dass wir alle aus dem Paradies vertrieben wurden. Diesen Weg haben die christlichen Kirchen vermutlich aus machtpolitischen Motiven eingeschlagen. Dabei ist das Gegenteil richtig: Erst wenn wir das Weibliche in seiner transformativen Kraft wiederentdecken und das archetypische Bild der Göttin wieder sehen, kann sich die Gesellschaft im Kern verändern und menschlicher und ganzheitlicher werden. Da die weibliche Kraft in ihrer Potenz und ihrer Wandlungskraft geleugnet wird, fehlt im Leben Entscheidendes. In der heiligen Hochzeit wird der Mann für die Frau zum Gott, und die Frau wird für den Mann zur Göttin. So kann die ursprüngliche Schöpferkraft durch das Paar fließen und es beglücken.

Wenn wir unsere Lebensfreude zurückhalten – und das tun wir, wenn wir den Bauch einziehen –, blockieren wir den freien Energiefluss des Chakras. Es ist aber die Natur von Wasser (dem Element des zweiten Chakras) zu fließen, sich an die Gegebenheiten anzupassen und den Weg des geringsten Widerstands zu gehen. Alle Flüsse folgen dem Weg abwärts zum Meer, um dort in die Einheit einzugehen und den Kreislauf von Neuem zu beginnen. So wie Wasser ist auch die Sexualität fließend, nährend und folgt dem Weg des geringsten Widerstands, hat aber gleichzeitig enorme Kräfte, um Gestautes zu durchbrechen oder zu überfluten. Zu Beginn der Schöpfung kamen wir aus dem Wasser. Im Mutterleib waren wir neun Monate von Fruchtwasser umgeben. Unsere Körper bestehen zum Großteil aus Wasser. Wasser ist der Ort, an dem Leben beginnt.

Freude, Wohlergehen – auch sexuelle Lust – sind wichtige Ausdrucksformen des zweiten Chakras. Im Zustand der Freude, der Liebe, können wir Spannungen abbauen und loslassen. Wenn wir unsere Gefühle frei und ungehindert ausdrücken, führt auch dies zur Entspannung. Halten wir unsere Gefühle hingegen zurück, kann sich Freude schließlich in Schmerz verwandeln.

Das zweite Chakra wird dem weiblichen Prinzip Yin zugeordnet und repräsentiert auch Intuition, Wärme und Geborgenheit. Das im chinesischen Taoismus begründete Prinzip des Yin (weiblich) und Yang (männlich) steht für die Ganzheit des Seins, das die Gegensätze männlicher und weiblicher Eigenschaften miteinander vereint. Jeder Mensch trägt beide Prinzipien in sich, und es ist unsere Aufgabe, diesen in uns Ausdruck zu verleihen und sie zu leben.

Wir können viel dafür tun, um das zweite Chakra zu stärken und mögliche Blockaden zu lösen. Dazu einige Vorschläge:

Wasser ist reinigend – sowohl äußerlich als auch innerlich. Sich intensiv mit dem Element Wasser zu verbinden, hat positive Auswirkungen auf das zweite Chakra. Viel Wasser zu trinken, ist grundsätzlich gesund. Wer seinem zweiten Chakra Gutes tun möchte, ist damit sehr gut beraten. Trinken Sie bewusst. Spüren Sie nach, wie das kühlende Nass durch den Körper fließt. Stellen Sie sich vor, wie es den Körper reinigt, erfrischt und kühlt. Achten Sie darauf, möglichst naturbelassenes Wasser zu sich zu nehmen. Wasser von guten Quellen heilt auf mehreren Ebenen. Dies ist Grundlage vieler Kuranwendungen, war längere Zeit etwas in Vergessenheit geraten und wird langsam wieder »neu« entdeckt.

Halten Sie sich am Wasser auf. An Flüssen, Bächen, Seen und am Meer. Sitzen Sie einfach ruhig am Wasser und lassen Sie Geist und Seele ganz eintauchen. Stellen Sie sich vor, mit dem Wasser eins zu werden. Vielleicht befeuchten Sie die Hand und geben einige Tropfen auf die Stelle des dritten Auges – es liegt zwischen den beiden Augen an der Nasenwurzel. Dies ist wie eine Segnung. Bitten Sie dabei um innere Klarheit. Suchen Sie sich einen Stein am Ufer und erzählen ihm ihren Kummer und alles, was Sie gerne loslassen wollen. Werfen Sie den aufgeladenen Stein dann mit Schwung ins Wasser und stellen Sie sich vor, wie mit dem Platsch alle negativen Aspekte vom Wasser aufgenommen und transformiert werden.

Sie können sich in körperwarmes Wasser legen und darin schweben. In einigen Heilbädern gibt es »Wassertempel« mit Unterwassermusik. Dort kann man ganz entspannt im Wasser liegen – vielleicht gibt der Partner oder eine gute Freundin unter dem Rücken den notwendigen Halt oder Sie gönnen sich eine Aqua-Balancing-Sitzung – und Wal- und Delfinklängen lauschen. Man hört die Musik dann so, wie damals im Mutterleib. Dies bewirkt eine tiefe Entspannung. Die Schwerkraft ist aufgehoben, alles Schwere fällt gleichsam ab und es ist, als schwebe man. Inzwischen gibt es immer mehr Bäder, die in den Abendstunden Ruhezeiten anbieten. In manchen Wellness-Tempeln befindet sich unter der Decke des Bades ein besonderes Gemälde, zum Beispiel eine Glasrosette in Mandalaform. Wenn Sie im Wasser liegen und nach oben blicken, stellen sich Vertrauen und Hingabe an die Schöpfung fast von selbst ein. Auf der Webpage des Thermalbades *Liquid Sound* in Bad Sulza heißt es: »Von allen Elementen ist das Wasser der Imagination, dem Traum und dem Gesang der Sirenen am nächsten. Unsere Sinne nehmen die Welt im Wasser anders wahr als an Land. Schallschwingungen im Wasser umhüllen uns im Winkel von 360 Grad, erreichen das Gehör über Haut und Knochen, und dazu fast fünf Mal schneller als in der Luft. Sensible Schwingungsmuster beleben den Organismus von innen und außen, regen die Sinne und eine sinnliche Verbindung zur Seele an. Für Thermalbäder ist das neu, für die Ozeane nicht. Seit 40 Millionen Jahren füllen die Troubadure des Meeres, die Wale, das große Blau des Planeten mit ihren Dichterlesungen und Unterwasserkonzerten, live, Tag und Nacht.«

Im Spätsommer können Sie Ähnliches am Mittelmeer erleben. Das Wasser ist warm und wird bei Sonnenuntergang in ein tief rosarotes

Licht getaucht. Verbundenheit mit dem Kosmos und mit unseren inneren Schwingungen entsteht.

Sie können sich auch zuhause in der Badewanne ins warme Wasser legen, bei leiser Meditationsmusik die Augen schließen und sich den inneren Bildern hingeben, die kommen – zulassen, hingeben und die Gedanken weiterziehen lassen. Musik und CDs mit Meditationsanleitungen können im Wasser eine ganz neue Dimension erlangen.

Eine Traumreise

Mithilfe von Visualisierungen können wir uns innerlich auf Reisen begeben und uns langsam aber wirkungsvoll verändern. Die Vorstellungen, die wir von uns entwickeln, wirken nicht nur auf geistiger Ebene, sondern streben danach, sich zu materialisieren. Wir können diese Prozesse mit geleiteten Visualisierungen anschieben. Da Wasser für das zweite Chakra und die Fortpflanzungsorgane eine so wichtige Funktion hat, möchten wir Ihnen eine Traumreise ermöglichen, die Sie im Wasser, aber auch auf dem Sofa durchführen können, denn unsere Gedanken sind überall fähig auf die Reise zu gehen:

Suchen Sie sich einen ruhigen und geschützten Rahmen. Stellen Sie sicher, dass Sie in den nächsten 45 bis 60 Minuten niemand stört. Stöpseln Sie das Telefon aus und hängen Sie ein Schild an die Tür: »Bitte nicht stören«.

Nehmen Sie eine Position ein, die Sie bequem über einen längeren Zeitraum halten können und konzentrieren Sie sich zunächst ganz auf Ihren Atem. Beobachten Sie, wie er in Sie hineinfließt, um dann wieder umzukehren und hinauszufließen. Atmen Sie tief in den Bauch und beobachten Sie, wie sich der Bauchraum mit jedem Atemzug weitet und beim Ausatmen wieder senkt. Alles, was jetzt zählt, ist der Atem. Ein – aus; ein – aus. Immer wieder. Sie spüren die kühle Luft an den Nasenöffnungen beim Einströmen und den warmen

Luftstrom auf dem Weg nach außen. Gedanken, die kommen, nehmen Sie nur kurz zur Kenntnis und lassen sie sogleich wie Wolken am Himmel weiterziehen. Nichts bleibt haften, alles fließt. Rhythmisch in ewiger Wiederkehr, wie die Wellen an einem sanften Sandstrand. Immer hin und zurück. Ewige Veränderung, nichts bleibt wie es ist, immer ein wenig anders. Jetzt sind Sie soweit mit der inneren Reise zu beginnen:

Begeben Sie sich an ein Gewässer Ihrer Wahl. Stellen Sie sich zum Beispiel einen kleinen Wildbach vor, wo das Wasser lustig von Stein zu Stein hüpft, kleine Strudel bildet, in Wasserlachen ein wenig stehen bleibt und schließlich, erst träge, dann immer schneller, weiterfließt. Das Gurgeln und Murmeln des Wassers erquickt Ihre Sinne und lässt Sie völlig entspannen.

Sie können sich auch an einen weiten Sandstrand beamen. Die Wellen kommen und gehen in ihrem eigenen Rhythmus. Ein leichter Wind streichelt Ihr Gesicht und die Gischt sprüht sanft kleine Wassertröpfchen über die Haut. Die Luft ist würzig und salzig, und das Geschrei der Möwen klingt von fern. Die Gischt bricht und malt strahlende Regenbögen in die Luft. Wasser und Licht berühren und vereinigen sich im Regenbogen. Jetzt betreten Sie Wunderland. Begeben Sie sich langsam, Schritt für Schritt, in das warme, weiche Wasser und spüren Sie, wie die Wellen Sie sanft schaukeln und bewegen. Stellen Sie sich vor, wie in Ihrem Bauch ein orangefarbenes Licht seine wärmenden Strahlen aussendet. Dieses Licht weitet sich aus und läuft in kleinen Bächen die Beine hinab und wieder hinauf in den Bauchraum. Das Licht ist nährend und nimmt alle Schwere von Ihnen. Sie spüren, wie sehr Sie mit dem Leben verbunden sind. Sie sind wie eine Welle in Bewegung. Jeder Augenblick ist neu und anders. Alles verändert sich mit jeder Woge. Auch in Ihrem Innern fließt alles, nichts ist statisch oder starr. Sie werden im gesamten Körper weich und beweglich. Das Wasser umspült und umschmeichelt Sie unablässig. Sie schlängeln sich wie eine Schlange, das Wasser gibt nach und umspült Sie weiterhin mit seiner Sanftheit. Sie heben einen Arm aus dem Wasser und fühlen wie die Tropfen am Arm hinablaufen. Sie senken ihn wieder ins warme Wasser und lassen sich schweben. Es beginnt leicht zu regnen und die Tropfen fallen zart auf Ihr Gesicht. Erfrischend, unaufhörlich, reinigend. Alles Schwere fließt durch jede Pore der Haut aus Ihrem Körper ins Wasser. Dieses nimmt alles auf und verwandelt es.

Auf einmal spüren Sie, wie Sie das Wasser sind. Sie sind jede Welle und jeder Tropfen. Auch jeder Regentropfen, der vom Himmel ins Wasser fällt. Sie sind überall zugleich. Ihre fest gefügte Außenhaut hat sich völlig aufgelöst. Sie sind Wasser. Ewiglich fließend und unendlich rein. Ungeformt und ursprünglich. Sie sind der Punkt, von dem aus alles in alle Richtungen fließen kann. Sie sind der Fluss. Sie sind die Bewegung. Ewiglich veränderlich. In diesem Bewusstsein verweilen Sie eine Weile – so lange Sie mögen. Irgendwann stellen Sie sich wieder Ihren Körper vor. Sie streicheln mit den Händen am Körper entlang, entdecken ihn ganz neu. Sie danken ihm für alle Freuden, die er Ihnen schon bereitet hat. Sie loben seine Weisheit. Und Sie fühlen sich von innen nach außen und von außen nach innen neu und gereinigt. Langsam öffnen Sie wieder die Augen und begeben sich in Ihre Alltagswelt. Das Gefühl der Reinigung und Frische bleibt den ganzen Tag bei Ihnen.

Tränen fließen lassen

Es gibt Tage, da ist alles grau in grau. Die Freude ist irgendwo anders, aber nicht bei uns. Vielleicht hat gerade eine Blutung eingesetzt und wieder einmal eine leise keimende Hoffnung zerstört. Das tut weh, und wir fühlen, wie dieser Schmerz uns ausfüllt und alles andere überlagert. Es ist in Ordnung, sich so zu fühlen. Auch diese Gefühle haben ihre Berechtigung. Wir lassen sie fließen, wie wir das Wasser in uns fließen ließen. Vielleicht wollen auch Tränen fließen. Sie können reinigen und heilen. Unser Organismus wird entlastet, wenn die in der Tränenflüssigkeit enthaltenen Stresshormone ausgeschwemmt werden und uns nicht mehr belasten. Der Volksmund hat recht: Wir weinen uns den Kummer von der Seele.

Dies bestätigt der Professor für Psychologie, Jeffrey Kottler, von der

Universität Nevada: »Tränen existieren nicht nur als dramatisches Sprachsystem, sondern haben auch eine heilende Funktion für Körper und Geist. Mittlerweile sollte ganz klar sein, dass Weinen einen gesunden und notwendigen menschlichen Vorgang darstellt, der integraler Bestandteil unserer Existenz ist. So wie die ursprünglichste Form von Tränen als physische Reinigung agiert, um die Oberfläche des Auges frei von Behinderungen zu halten, so funktioniert vielleicht dieser andere Typ emotionaler Tränen als Reiniger des Körpers von bestimmten Chemikalien, die sich bei Stress aufbauen.« Forscher fanden außerdem heraus, dass Menschen, die häufiger weinen und dazu eine positive Einstellung haben, emotional und physisch gesünder sind als Menschen, die nicht weinen oder Tränen negativ bewerten.

Warum tun wir uns dann damit so schwer? Warum unterdrücken wir häufig das Bedürfnis zu weinen, selbst wenn uns »zum Heulen« zumute ist? Es ist zum einen die unheilvolle Allianz von Weinen und Schwäche in unserer Gesellschaft, die uns hindert, unseren Tränen freien Lauf zu lassen, vermutet Wolfgang Rost, Emotionspsychologe aus Marburg. Er verweist darauf, dass die Bereitschaft zum Weinen stark kulturell beeinflusst ist, denn nicht überall ist Weinen ein Manko. Im Gegenteil: Beim kalifornischen Indianerstamm der Quechua wird zum Beispiel Weinen bei Trauer erwartet und in der Sozialisation gefördert. Der Spruch: »Indianer weinen nicht«, stimmt also nur bedingt. »Unsere Kultur, die traditionell von patriarchalischen Normen beherrscht wird, honoriert die weiblichen Qualitäten emotionaler Ausdrucksfähigkeit nicht. Solches Verhalten wird als neurotisch und hysterisch bezeichnet«, erkannte Kottler. Frauen, die Erfolg in männlich geprägten Berufsfeldern haben wollen, meinen oft als »Überlebensstrategie« ihre Emotionen abspalten zu müssen. Und auch viele Eltern haben offenbar Schwierigkeiten, die Tränen ihres Nachwuchses auszuhalten. Nicht umsonst wird der Markt mit Ratgebern überschüttet, wie Eltern mit den Tränen ihres Nachwuchses umgehen können. Eltern möchten ihre Kinder glücklich sehen. Ein weinendes Kind weckt unter Umständen Gefühle des Versagens und der Schuld, und es erinnert an die eigene Verletzbarkeit und an vergangene Verletzungen. Zu schmerzhafte Situationen möchten wir vermeiden. Deshalb muss das Kind möglichst schnell mit dem Weinen aufhören. Auch Eltern wurden als Kinder am Weinen gehindert. Es wurde ihnen abtrainiert. Das Weinen wurde als unliebsame Eigenschaft, als Fehlverhalten durch verschiedene Methoden zum Schweigen gebracht. Die Entwicklungspsychologin Aletha Solter hat sich intensiv mit den Tränen kleiner Kinder beschäftigt. Sie glaubt, dass Kinder sich durch ihr Weinen selbst heilen. Deshalb ist sie auch dagegen, Kinder am Weinen zu hindern. Nach Solter weint ein Baby nicht nur, wenn es dafür »handfeste Gründe« gibt wie nasse Windeln, einen wunden Po oder Hunger: »Obwohl ein Baby oft weint, wenn es direkt etwas braucht, weint es auch, wenn Bedürfnisse in der Vergangenheit nicht erfüllt wurden … Möglicherweise weint ein drei Monate alter Säugling darüber, dass er in den ersten drei Monaten nicht genügend berührt wurde. Erfüllt man ein gegenwärtiges Bedürfnis, so erlaubt man dem Baby oftmals dadurch, unerfüllte Bedürfnisse aus der Vergangenheit zu entlasten … Die gegenwärtige liebevolle Situation hilft ihm, die angesammelte Trauer und Wut aus der Vergangenheit loszuwerden.« Dieser Mechanismus kann in ähnlicher Form auch auf Erwachsene angewandt werden. Die Beschäftigung mit dem Weinen spielt in der Psychologie offenbar nur eine geringe Rolle. In Lehrbüchern findet man im Register den Eintrag »Weinen« nur selten. Anders in der Homöopathie: Sie misst dem Weinen einen hohen Wert bei. In einem Nachschlagewerk für Homöopathen sind 253 Mittel den unterschiedlichen Weinsituationen und den Gründen dafür gewidmet. Sehr differenziert sind auch die Stichworte, die Weinen auslösen können: Es sind hundertfünfzig aufgelistet. Die klassische Homöopathin Elisabeth von Wedel, die mit achtzehn Kollegen in Mostar/Bosnien eine Praxis eingerichtet hatte, in der sie Moslems und Kroaten unentgeltlich behandelte, schildert ein Merkmal der dortigen Nachkriegstraumata: »In der ersten Zeit nach dem Krieg konnten die Menschen nicht weinen. Sie waren wie erstarrt. Viele haben ihre Gefühle abgespalten, um überleben zu können. Erst später ist es ihnen möglich, darüber zu reden und – ganz wichtig – zu weinen! Wenn sie erst wieder weinen, bin ich froh. Das ist das Zeichen, dass sie – im wahrsten Sinne des Wortes – in Fluss kommen, dass sie sich von ihrer Erstarrung befreien. Erst dann kommt auch die Verarbeitung des Erlebten in Gang.«

Sich Leid von der Seele schreiben

Manchmal hilft es, sich alles von der Seele zu schreiben. Das ist besonders dann der Fall, wenn die Gedanken immer wieder zum selben Ausgangspunkt zurückkehren und sich wieder und wieder um dasselbe Thema drehen. Sie »kreisen« im Kopf, und es ist kaum möglich, aus den Grübeleien auszusteigen. Irgendwann weiß man nicht mehr, wo das Problem angefangen hat, und vor allem, wo ein Ausweg ist. Aufschreiben zwingt uns, eine Reihenfolge der Gedanken herzustellen. Auch wenn wir nur »drauflos« schreiben – und das empfiehlt sich – ergibt sich auf einmal ein Gedankenbogen. Es wird erkennbar – und nachlesbar – an welcher Stelle der Drehkreisel einsetzt, wann die Beschreibung schwammig wird, an welcher Stelle Lücken auftauchen, oder wo es anfängt, schmerzhaft zu werden. Beim Schreiben ordnen sich die Gedanken häufig auf wundersame Weise. Oder es tauchen neue, ganz frische Gedanken auf. Wir werden uns bewusst: »Ja genau, so ist es!« Die Psychoanalytikerin und Fachärztin für Neurologie und Psychiatrie, Ute Auhagen-Stephanos, hat bei ihren Kinderwunsch-Patientinnen große Erfolge durch eine »Brieftherapie« erzielt. Dies schildert sie in ihrem Buch *Wenn die Seele nein sagt*. Oft noch vor der ersten Sitzung erhielt sie lange Briefe von ihren künftigen Klientinnen. Sie drückten aus, was sich jahrelang aufgestaut hatte. Die Frauen beschrieben, wie gut es ihnen tat, den Gefühlen freien Lauf zu lassen. Die Worte seien aus ihnen herausgesprudelt, sie hätten mit zunehmender Geschwindigkeit geschrieben, wie besessen und fieberhaft. Auhagen-Stephanos nennt drei Motivationen, weshalb ihre Klientinnen Briefe schrieben: Entlastung, Nachdenken und Durcharbeiten. »Schreiben ist denkendes Tun. Denn Worte sind Symbole und keine konkreten Dinge.« Sie vergleicht Briefschreiben mit Tagebuchschreiben. Auch einem Tagebuch vertraut man sich vorbehaltlos an und hofft, undurchsichtige Situationen zu klären. Dass es einen

Adressaten oder eine Adressatin gibt, unterscheidet das Brief- vom Tagebuchschreiben. Auhagen-Stephanos trat mit ihren Patientinnen in einen Briefwechsel. Ihre Anregungen veranlassten die Frauen, noch ein Stück tiefer zu suchen und – zu finden. Es kamen Träume zur Sprache, fast vergessene Episoden aus der Kindheit, auch schmerzhafte Erlebnisse. Von einer Therapeutin fühlen wir uns angenommen und erhalten Hinweise auf eine neue Sicht der Dinge. Therapie und Briefschreiben können parallel verlaufen. Gedanken, die nach der Therapiestunde auftauchen, können in einem Brief formuliert und zur nächsten Stunde mitgebracht werden. Die meisten Patientinnen fühlten sich bereits nach Beendigung eines Briefes besser – als hätten sie sich eine Last von der Seele geschrieben. Schreiben kann aber auch akute Reaktionen auslösen – Weinkrämpfe etwa. Auhagen-Stephanos meint dazu: »Das ist ein wichtiger Moment, eine neue Chance, den eingefahrenen Kreis zu verlassen. Aber eine Frau fühlt Angst, wenn sie beginnt, Verantwortung für ihr Symptom zu übernehmen. Sie hat sich selbst ihrer Beobachtung und Kritik ausgesetzt. Diese Angst ist verheißungsvoll.« Durch die begleitete Schreibarbeit kann aus einer ungeklärten psychosomatischen Unfruchtbarkeit ein Konflikt werden, der eine bewusste Entscheidung für oder gegen ein Kind möglich macht.

Vielleicht werden Sie sich bereits über unbewusste Muster klar, wenn Sie für sich selbst schreiben, und können allein die nötigen Schritte einleiten. Liegt der Kinderlosigkeit jedoch ein – oft frühkindliches – Trauma zugrunde, ist eine Therapie notwendig. In der Therapie geht es nicht primär darum, das Symptom abzustellen. Die Patientin soll, so Auhagen-Stephanos, »ihre innere Welt kennen lernen und die Auswirkungen frühkindlicher Verletzungen ... durchleben, sodass sie ihre eigene innere Wahrheit entdecken kann.« Auf diese Weise reifen wir; wir fühlen uns freier, stärker und erlebnisfähiger. Briefschreiben kann von innerem Druck befreien und Entspannung fördern. Es ist nachgewiesen, dass Schreiben das Immunsystem positiv beeinflusst und das Wohlbefinden steigert. Schreiben ist eine wirksame Maßnahme, besonders bei Menschen, die sich eine Therapie nicht vorstellen können.

Warum sollten Sie also nicht einmal einen Brief an einen Engel, an Gott oder an das Schicksal schreiben und ihn auf eine zeremonielle Weise diesen übergeordneten Kräften zukommen lassen? Sie könnten an einem schönen Abend draußen ein Feuer entzünden, vor den Flammen meditieren und dann den Brief dem Feuer übergeben, damit es die Nachricht bis in die höchsten Sphären trägt.

Wie Sie den Prozess unterstützen können

Was kann Ihnen nun dabei helfen, dass eine Schwangerschaft auf natürliche Weise zustande kommt? Sie haben sich mit Ihrem seelischen Befinden und Ihrer Geschichte auseinandergesetzt und die Vorbereitungen für eine Erfüllung Ihres Kinderwunsches vorerst abgeschlossen. Sie haben gelernt, dass Körper und Seele untrennbar zusammengehören. Folgendes Beispiel verdeutlicht dies noch einmal: Stellen Sie sich eine angenehme Situation vor. Visualisieren Sie, wie Sie während eines schönen Urlaubes völlig entspannt auf das Meer blicken. Sie hören die Brandung und sehen den Möwen zu, wie sie am Himmel ihre Kreise ziehen. Sie riechen die salzige, frische Luft und trinken dabei frisch gepressten Saft ... Je mehr Sinneseindrücke Sie einbeziehen, desto besser. Was passiert? Die Anspannung in Ihrem Körper beginnt sich automatisch zu lösen und macht der visualisierten Entspannung Platz. Nur das, wovon wir innere Bilder haben, kann auch eintreten. Nur was wir fühlen, kann auch geschehen. Die Materie folgt dem Geist.

Machen Sie sich daher Essenzen und Methoden zunutze, die Sie körperlich und seelisch auf Ihrem Weg zur Schwangerschaft unterstützen können. Im Folgenden haben wir einige für Sie zusammengestellt.

Bachblüten

Bachblüten wirken auf seelischer Ebene, das heißt, sie beschleunigen und unterstützen alle psychischen Prozesse. Sie fungieren als Katalysator und stoßen den inneren Heilungsvorgang an. Bachblüten helfen auch in der Schwangerschaft und bei der Geburt. Sie können sich für diese wichtigen Stunden eine individuelle Mischung zusammenstellen lassen, um Ängsten entgegenzuwirken. Auch nach der Geburt und in den ersten ein oder zwei Monaten der Stillzeit unterstützen Bachblüten einen guten Start für die Mutter und vor allem für das Neugeborene.

Die Bachblütentherapie wurde von Dr. Edward Bach begründet, der von 1886 bis 1936 in England lebte. Der Arzt war auf der Suche nach einem ganzheitlichen und vor allem einfach anwendbaren Heilsystem. Damit wollte er die Reaktivierung und Stärkung der körperlichen und seelischen Selbstheilungskräfte seiner Patienten fördern. Sein Ziel war eine Therapieform, die so einfach und klar sein sollte, dass sie auch von Laien als Hilfe zur Selbsthilfe genutzt werden konnte. In England ist die Bachblütentherapie weit verbreitet; Bachs kleine Broschüre findet sich in vielen Haushalten. Mittlerweile sind Bachblüten auch in Deutschland bekannt und zunehmend mehr Therapeuten nutzen sie zum Wohl ihrer Klienten.

Edward Bach, ein rief religiöser, sensibler Mann, sah in jedem Menschen sowohl Individuum als auch Teil eines größeren Ganzen. Er unterschied die Ebenen der unsterblichen Seele, der sterblichen Persönlichkeit und des höheren Selbst, das als Vermittler zwischen Seele und Persönlichkeit fungiert. Heute würden wir wohl von Körper, Seele und Intuition sprechen. Dr. Bach betrachtete Krankheit als körperlichen Ausdruck und sichtbares Zeichen eines zugrunde liegenden, meist unbewussten Konfliktes. Die auftretenden Symptome dienten seiner Meinung nach dazu, innere Disharmonien bewusst zu machen. Edward Bach vertrat den Grundsatz »Behandle die Persönlichkeit und nicht die Krankheit«. Bei der Zusammenstellung der passenden Blüten orientierte er sich nicht an körperlichen Symptomen, sondern an ›negativen Seelenzuständen‹, die als Ursache für die aus dem Gleichgewicht geratene Balance infrage kamen. Wenn sich ein Patient zum Beispiel aus Kummer verschließt oder gar resigniert, könnten die Ursachen in äußeren Erlebnissen oder auch an Charakterschwächen wie Mangel an Mut oder Geduld liegen. Entsprechend würden die Blüten zusammengestellt.

Die Therapie mit Bachblüten wirkt ausgleichend und (re-)harmonisierend. Sie eignet sich hervorragend, um traumatische Ereignisse sanft aufzulösen. Sie mildert Ängste, Panik, Ungeduld, Unentschlossenheit und andere hemmende Gefühle und löst allmählich die emotionalen Blockaden. So werden Körper, Seele und Geist wieder in Einklang gebracht. Die Bachblütentherapie kann für langfristige Veränderungsprozesse und chronische Beschwerden ebenso eingesetzt werden, wie für akute seelische Not- und Krisensituationen. Sie kann auch prophylaktisch der psychischen Gesundheitsförderung dienen.

Es gibt achtunddreißig verschiedene Blüten, die Dr. Bach in England zwischen 1930 und 1935 zu einem ganzheitlichen Heilsystem zusammengestellt hat. Siebenunddreißig Blüten stammen von wild wachsenden Pflanzen, Büschen und Bäumen; bei einer handelt es sich um Quellwasser aus der Region. Die Auswahl der Essenzen traf Dr. Bach intuitiv aufgrund ihres jeweiligen seelischen, archetypischen Heilungspotenzials. Die energetischen Schwingungen der Pflanzen sind in der Lage, Beeinträchtigungen im Energiefeld des Menschen aufzulösen. Das gilt auch für psychische Extremsituationen.

Obwohl medizinisch-wissenschaftliche Beweise bislang fehlen, wirkt die Bachblütentherapie, denn auch Wesen, die sich nicht artikulieren können, reagieren positiv. Auch in der Psychiatrie oder Geriatrie wird die Bachblütentherapie mit guten Erfolgen eingesetzt.

Die einzelnen Essenzen gibt es als Tropfen, in Alkohol konserviert in den so genannten Stock-Bottles einzeln oder im Set zu kaufen. Sie sind über Apotheken zu beziehen und werden von einigen Apothekern auch nach Rezept oder eigenem Wunsch zusammengestellt.

Bei einer Standarddosierung nimmt man vier Mal pro Tag vier Tropfen oder mehr, – die Dosis sollte für eine erwachsene Person auf keinen Fall geringer sein. Viele Klienten bevorzugen eine häufigere Einnahme oder möchten mehr als jeweils vier Tropfen nehmen. Das ist bedenkenlos möglich, denn die eingenommene Menge gleicht sich häufig im Verlauf der Behandlung aus und nähert sich von selbst der Standarddosierung.

Bei unerfülltem Kinderwunsch können unterschiedliche Essenzen dabei helfen, feste Vorstellungen oder eine zu starre Haltung aufzugeben und stattdessen innerlich weich und empfänglich zu werden. Rock Water bringt Energien wieder ins Fließen; Walnut trägt dazu bei, sich auf seinem Weg nicht verunsichern zu lassen; Vervain kann helfen, übereifrige Aktivitäten auf ein gesundes Maß zu reduzieren. Pessimismus und Resignation lassen sich mit Gentian oder Gorse mildern und langfristig sogar auflösen, sodass sich Zuversicht und Gelassenheit einstellen. Für jeden Menschen und für jede spezielle Facette eines Kinderwunsches lässt sich eine individuelle Mischung von bis zu sieben Blüten finden.

Bachblütenessenzen sind auch für eine längerfristige Einnahme empfehlenswert, da sie keine Nebenwirkungen haben. Nicht benötigte Blüten, die irrtümlich gegeben wurden, werden ohne Wirkung wieder ausgeschieden. Dies kann auch Laien ermuntern, sich geeignete Blüten zusammenzustellen. Wenn allerdings der gewünschte Erfolg ausbleibt, sollte man einen geschulten Arzt oder Heilpraktiker um eine persönliche Mischung bitten.

Rescue-Tropfen bestehen aus einer Zusammenstellung von fünf verschiedenen Bachblüten. Sie sind *das* Mittel der Wahl für den emotionalen Notfall. In Krisen und energetischen Schocksituationen helfen sie, wieder zur Ruhe zu kommen und in die eigene Mitte zurückzufinden. Bei traumatischen Erlebnissen wie einer Fehlgeburt oder einer missglückten künstlichen Befruchtung helfen Rescue-Tropfen, aus der inneren Erstarrung zu erwachen und sich wieder zu zentrieren. Auch vor einer neuerlichen gynäkologischen Untersuchung helfen sie, die Ruhe zu bewahren. Falls bereits eine Schwangerschaft vorliegt, wirken sie sich positiv auf das Ungeborene aus und tragen dazu bei, Stress zu reduzieren.

Die Rescue-Tropfen sind das einzige Kombinationspräparat der Bachblüten. Sie enthalten die Blüten Cherry Plum, Clematis, Impatiens, Rock Rose und Star of Bethlehem. Die einzelnen Blüten decken jeweils verschiedene Faktoren einer emotionalen Notfall-Situation ab. Insbesondere Star of Bethlehem steht für den seelischen Schreck oder den körperlichen Schockzustand, der dank dieser Essenz besser und schneller verarbeitet werden kann. Diese Blüte wird auch als Einzelmittel gegeben, denn sie wirkt selbst dann noch lösend, wenn das traumatische Ereignis schon lange – das können Jahrzehnte sein – zurückliegt.

Die Dosierung der Rescue-Tropfen ist je nach Situation verschieden. In Krisen ist die Wasserglas-Methode am besten geeignet. Geben Sie zwei Tropfen in ein halb volles Wasserglas und trinken Sie in vielen kleinen Schlucken. Dies können Sie beliebig oft wiederholen. Erfahrungsgemäß hört das Bedürfnis, die Tropfen so oft einzunehmen, binnen kurzer Zeit von selbst auf. Wenn die Einnahme über einen längeren Zeitraum erfolgen soll, um belastende Ereignisse der Vergangenheit zu verarbeiten, empfehle ich, zehn Tropfen Rescue in eine 30ml-Flasche mit Tropfpipette zu geben und mit Wasser ohne Kohlensäure aufzufüllen. Daraus kann die Standarddosierung von mindestens vier Mal vier Tropfen pro Tag eingenommen werden. Ebenfalls bewährt hat sich, acht bis zehn Rescue-Tropfen in eine große Wasserflasche zu geben und daraus über den Tag verteilt zu trinken.

Die Bachblütentherapie ähnelt in ihrer Anwendung der klassischen Homöopathie. Sie dürfte bei Menschen, die mit alternativen Heilmethoden bisher kaum in Berührung gekommen sind, die geringsten Widerstände hervorrufen. Die Therapie überzeugt in ihrer Einfachheit, denn auch Laien können das System rasch erlernen. Damit bewirken Bachblüten leicht erste positive Veränderungen.

Emotionalkörpertherapie

Unser Instinkt hat es nicht leicht mit uns. Wir sind daran gewöhnt, jede Situation zunächst zu analysieren, bevor wir eine Entscheidung treffen. Das ist nicht grundsätzlich falsch. Doch manchmal ist der Verstand nur hinderlich. Der Wunsch, schwanger zu werden, ist so ein Fall. Empfangen hat nicht viel mit Entscheidung zu tun. Sobald feststeht »Ja, wir wollen ein Kind«, wäre es besser, den Verstand in

Urlaub zu schicken, sich seinen Instinkten als Frau oder Mann hinzugeben und ihnen zu folgen. Doch der Verstand will kontrollieren was geschieht. Tatsache ist aber: Die Empfängnis ist nicht wirklich zu kontrollieren. Wenn Messdaten auf Unregelmäßigkeiten schließen lassen, wird die Kontrolle verstärkt. Angst entsteht. Sie verkrampft den Körper und setzt Hormone frei, die sich negativ auswirken, und schon ist eine unheilvolle Spirale in Gang gesetzt, aus der auszusteigen nicht einfach ist.

Was kann jetzt noch helfen? Unser Bauchgefühl muss wieder freigelegt werden. Auch Angst, Ungeduld, Beschämung, Wut oder Trauer und Niedergeschlagenheit haben ihren Platz. Alle Gefühle haben eine Funktion und enthalten eine Botschaft für uns. Haben wir sie entgegengenommen, darf sich das Gefühl beruhigt zurückziehen. Es hat seine Aufgabe erfüllt und wir sind aufmerksam geworden. So sind Lebensfreude, Vertrauen, Instinktsicherheit und Gelassenheit eng mit der Heilung unserer Gefühle verknüpft. Die Autorin, Heilpraktikerin und Homöopathin Birgit Zart ist auf die Arbeit mit Kinderwunschpatientinnen spezialisiert. Sie hat die Emotionalkörpertherapie entwickelt. Dazu gehört, sich mit negativen Gefühlen nicht nur auszusöhnen, sondern sie sogar zu lieben. Eine Frau, die Angst hat, dass sich ihr Kinderwunsch nicht erfüllt, könnte mit dieser Angst in drei Schritten wie folgt umgehen:

• Erster Schritt: Angst, ich spüre dich!
  Wo im Körper sitzt die Angst? Wo kann ich sie lokalisieren? Vielleicht hat sie sich in den Schultern eingenistet. Der Nacken fühlt sich hart und verspannt an. Im Volksmund heißt es: »Die Angst sitzt uns im Nacken.« Wenn wir sie lokalisiert haben, tauchen wir in dieses Körpergefühl ein, beobachten es und nehmen es an.

• Zweiter Schritt: Angst, ich danke dir, dass du da bist!
  Vielleicht verstärkt sich die Angst zunächst. Denn endlich wird sie wahrgenommen und kann sich in Ruhe ausbreiten. Doch mit jedem »Dankeschön« wird das Gefühl versöhnlicher gestimmt. Vielleicht schauen wir der Angst direkt ins Auge? Dies ist der

Moment, in dem Angst transformiert werden kann. Sobald die Abwehrhaltung überwunden ist, geht es dem Gefühl besser.

• Dritter Schritt: Angst, was kann ich für dich tun? Jetzt wird es schwierig. Denn die Angst antwortet nicht sofort. Doch wir signalisieren ihr, dass wir bereit sind zuzuhören. Ja, sogar mehr: Wir sind bereit, etwas zu geben, damit sich das ungeliebte Gefühl besser fühlen kann. Und dadurch fühlen wir uns selbst besser. Die Angst, dass sich der Kinderwunsch nicht erfüllt, loszulassen, ist ein Schritt auf dem Weg zur Verwirklichung des Traums.

Körperzentrierte Herzensarbeit

Die spirituelle Lehrerin Safi Nidiaye hat die körperzentrierte Herzensarbeit entwickelt, die große Ähnlichkeit mit der Emotionalkörpertherapie hat. Beide Therapien können gemeinsam angewandt werden. Die Methode lässt sich auch bestens mit anderen Therapien und spirituellen Methoden verknüpfen. Über eine Körperreaktion spüren wir ein verschüttetes Gefühl wieder, tauchen in es ein, erleben es, lernen es kennen und würdigen es. Wir nehmen das Gefühl wahr, ohne es umgehend lindern, beruhigen oder heilen zu wollen. Ein Gefühl, das wir ein Leben lang verdrängt haben, muss nun den nötigen Raum bekommen, sich wirklich ausbreiten zu können. Der Schlüsselsatz lautet:»Es da sein lassen und für es da sein.« Erst dann nehmen wir das Gefühl im Herzen auf und in Liebe an. Für den Schmerz bei einem unerfüllten Kinderwunsch bedeutet dies, die Sehnsucht oder die Trauer so anzunehmen, wie sie sich im Leben ausdrücken. Es ist in Ordnung, sich so zu fühlen. Diese Gefühle schaden nicht, im Gegenteil, sie wollen etwas sagen: Was fehlt im Leben? Ist es ein Kind, oder ist es etwas anderes? Gibt es eine Lücke, die das Kind füllen soll, und könnte sie nicht auch anders gefüllt, genährt werden?

Auf diese Weise verlieren negative Gefühle, die wir uns nicht eingestehen wollen, ihren Schrecken. Gefühle, die nicht angenommen werden können, bleiben in vollem Umfang bestehen. »Daraus entsteht Leid. Ein Teil Ihres Wesens – und damit ein Teil des Universums, ein Teil allen Lebens – leidet im Verborgenen, und niemand ist da, sich seiner zu erbarmen. Und der Schatz, der sich in den Untiefen der schmerzhaften Emotionen verbirgt, bleibt uns vorenthalten, wenn wir nicht in die Tiefe tauchen«, so Nidiaye.

Wie können wir Wut, Hass oder Angst voller Liebe ins Herz nehmen? Bringen wir ihnen Erbarmen, Mitgefühl oder Achtung entgegen. Safi Nidiaye erklärt: »Der Wunsch, dass das betreffende Gefühl sich auflösen und verschwinden möge, ist Ausdruck unserer Ablehnung. Solange wir das Gefühl ablehnen – das liegt auf der Hand – können wir es nicht annehmen … Kann ich es wagen, dieses Furchtbare, Grässliche, Unerträgliche wirklich anzunehmen? … Es ist tatsächlich so, dass es sich verwandelt, sobald es im Herzen aufgenommen worden ist; aber die Absicht, es zu verwandeln, vereitelt das. Das ist das Paradoxe, das uns zwingt, uns wirklich zu öffnen.«

Schließlich ist es wichtig, das Gefühl auch im Alltag zu integrieren. Dies geschieht, wenn wir versuchen, folgende Fragen zu beantworten: »Was braucht dieses Gefühl im täglichen Leben von mir?« oder »Was braucht der Teil von mir, der unter diesem Gefühl leidet?«

Wenn es uns nicht gelingt, das ungeliebte Gefühl ins Herz aufzunehmen, empfiehlt es sich, Hilfe von höheren Ebenen zu erbitten. Indem wir in die Tiefen hinabtauchen – mitten in den Schmerz – und unser Herz groß machen, sodass es allen Schmerz umfangen kann, öffnet sich auch der Kontakt mit höheren Sphären. So kann die Hilfe von oben herbeigeholt werden, indem man sich vorstellt, sich ganz nach oben zu öffnen und sich innerlich für den Kontakt zu Engeln oder Schutzgeistern weit zu machen.

Verleugnete Gefühle führen dazu, dass wir uns selbst verleugnen. Dann fühlen wir uns getrennt, beraubt, traurig, allein, distanziert, wie betäubt und innerlich abgestorben. Doch wenn wir uns selbst erlauben, diese verleugneten, ungeliebten Gedanken zuzulassen und zu spüren, haben wir die Gelegenheit, uns zu heilen. »Das, was Sie zu fürchten gelernt haben und daher unterdrücken, ist in Wahrheit ein Tor zu Ihrer Seele«, schreibt die Gesundheitslehrerin Brandon Bays in ihrem Buch *In Freiheit leben. Aufbruch zum wahren Selbst.*

Energiearbeit

Eine Form der Energiearbeit sind die wunderbaren Lomi-Lomi-Massagen, die noch immer auf Hawaii praktiziert werden. In einer allmählich tiefer gehenden, sanften und in Fließbewegungen vollzogenen Massage können sich körperliche Anspannungen ebenso auflösen wie Stress und innere Verkrampfungen, gleich welchen Ursprungs. Diese Massagen sind nicht nur sehr angenehm und wohltuend, sondern sie helfen auch, die Blockaden aufzuheben und die eigene Energie wieder ins Fließen zu bringen.

Narben gelten als Störfelder und können einem erfüllten Kinderwunsch entgegenstehen. Mit Hilfe der hawaiianischen Energiearbeit lassen sich diese Störungen beseitigen, was sich auch nach einem Kaiserschnitt als segensreich für eine weitere Schwangerschaft auswirken kann.

Die Hebamme Barbara Trübner arbeitet seit Jahren mit Frauen, die nach einem Kaiserschnitt Probleme haben, wieder schwanger zu werden. Der Schnitt in den Bauch, so erklärt Trübner, trenne energetisch den Ober- vom Unterkörper, und mehr noch: den Kopf vom Bauch. Der Schnitt stört den gesunden Energiefluss im Unterleib. Eine gesunde Einnistung einer Schwangerschaft in einem unharmonischen Umfeld ist schwer. Möglich sei aber auch, dass die Frau aufgrund ihres Kaiserschnitts ein Trauma in sich trägt, das unbewusst dafür sorgt, dass keine neue Schwangerschaft eintritt. In diesem Fall ist es wichtig, diese unausgesprochenen Gefühle und Erfahrungen an die Oberfläche zu holen, wie es im Buch *Kaiserschnitt – Wie Narben an Bauch und Seele heilen können* (Theresia Maria de Jong) beschrieben wird.

Neural- oder Lasertherapie entstören ebenfalls Narben, doch sie lösen die energetischen Probleme nicht. Unverarbeitete Gefühle und Informationen sind im Narbengewebe gespeichert. Sie können aber auch wieder freigesetzt werden. Wenn die Behandlerin die Narbe sanft mit den Händen berührt, können die eingeschlossenen Gefühle in Bewegung kommen. Manchmal kommen Frauen sehr nah an ihre alten, unverarbeiteten Gefühle heran. Durch erfahrene Begleitung erleben sie Heilung. Danach spüren sie eine neue Lebendigkeit, und unter Umständen Schmerzfreiheit in der Narbe und in sich. Sie lernen, ihrem Schmerz und dessen Richtigkeit wieder zu vertrauen; sie *fühlen* wieder. Vielleicht weinen sie, werden unruhig oder wütend und empfinden erneut Schmerz. Dies ist ein gesunder Prozess.

Nicht nur ein Kaiserschnitt, der Kopf und Bauch trennt, kann verhindern, dass Frauen erneut schwanger werden (wollen). Barbara Trübner weist darauf hin, dass manche Frauen durch den ärztlichen Kristeller-Griff, durch einen Dammschnitt oder aufgrund einer Entbindung mit Hilfe von Saugglocke oder Zange Verspannungen in der Vagina und im Uterus haben.»Das ist ein wenig so wie innerlich die Luft anzuhalten. Wenn ich energetisch mit ihnen an den betroffenen Stellen gearbeitet habe, ist das so, als würden sie wieder anfangen zu atmen«, erzählt Trübner.

Schwangerschaftsrituale

Rituale haben in unseren modernen, aufgeklärten Zeiten kaum noch Platz in unserem Leben. Sie werden belächelt oder als Hokuspokus abgetan. Doch in den letzten Jahren scheint sich ein Umdenken anzubahnen. Rituale werden zunehmend wiederentdeckt, denn sie können eine tiefe ursprüngliche Kraft in uns wecken. Rituale funktionieren, weil sie uns an unsere archetypischen Innenwelten und Instinkte erinnern. Rituale verbinden uns mit dem Unfassbaren, dem Heiligen. Sie entheben uns für kurze Zeit aus dem Alltag, heben den»Normalzustand« auf und führen uns in eine Welt, in der Wunder eine Selbstverständlichkeit sind. Während eines Rituals nehmen wir wieder Kontakt zu unserer Seele auf, mit unserem»wilden Kern«, der von Erziehung, Bildung und Wissenschaft nicht berührt ist. Auch das innere Kind in uns fühlt sich in Ritualen direkt angesprochen. Immer mehr Frauen haben den Wert von Ritualen erkannt, und einige bieten sich an, um Sonnenwend-Rituale, Hochzeitsrituale, Taufrituale, Naturrituale zu den verschiedenen Jahreszeiten oder auch Sterberituale und Beerdigungsrituale auszuführen. Früher haben Rituale das Leben strukturiert und Verlässlichkeit geboten. Sie begleiteten

Menschen durch die Jahreszeiten und in wichtigen Lebensabschnitten. Ein Ritual setzt einen Punkt, von dem an sich Neues ereignen darf. Da es für Ritualgestaltung keine feste Ausbildung mehr gibt, ist es empfehlenswert sich umzuhören, wer gute Rituale abhalten kann. Ehe Sie sich entscheiden, ein Ritual speziell für sich durchführen zu lassen, ist es sicherlich sinnvoll, einmal einem Ritual mit der betreffenden Person beizuwohnen. Dadurch können Sie erkennen, ob Ihnen die Art und Weise entspricht und Sie anspricht. Doch Sie können auch eigene Rituale in Ihr Leben integrieren. Im Prinzip können Sie aus jeder Dusche ein Reinigungsritual machen. Stellen Sie sich vor, wie das herabströmende Wasser alles Unpassende auf energetischer Ebene mit fortspült. Wie Sie schließlich wieder neu und erfrischt in den Tag gehen. Sie können sich auch gezielt einzelne Körperstellen vorstellen und hinspüren, sie durchfluten lassen, oder aber Sie denken an jedes Chakra und stellen sich vor, wie Sie es mit dem warmen fließenden Wasser aktivieren und durchspülen.

Eine andere leicht umzusetzende Möglichkeit ist ein Kerzenritual, das Sie mit der Kraft des Feuers verbinden kann. Dazu empfiehlt es sich, direkt vor dem Schlafengehen eine wirklich große Fläche – im Wohnzimmer zum Beispiel – mit Teelichtern zu bedecken, sodass ihr gesamtes Blickfeld mit Kerzen ausgefüllt ist. Zünden sie die Kerzen an, löschen Sie sämtliche anderen Lichtquellen und schauen Sie in der Stille einfach nur in die kleinen Flammen. Saugen Sie die Kraft des Feuers in sich auf. Lassen Sie sich durchdringen von der reinigenden Feuerenergie. Die Gedanken, die dann kommen, nehmen Sie nur kurz zur Kenntnis, halten sie aber nicht fest. Alles ist still, bis es auch in Ihnen still wird. Nach zwanzig bis dreißig Minuten löschen Sie die Kerzen und gehen in der Dunkelheit zu Bett. Natürlich können Sie anstelle der Kerzen auch den Kamin anzünden und in die zündelnden Flammen schauen. Oder draußen an einem Lagerfeuer sitzen. Versuchen Sie einmal, dieses Ritual einen gesamten Menstruationszyklus durchzuführen und beobachten Sie, was sich dadurch in Ihnen verändert. Dieses Ritual bezieht aus der Wiederholung seine Kraft.

Nach einer Fehlgeburt können Sie sich in einem Abschiedsritual von der Seele des Kindes trennen. Es ist wichtig, sich hierfür Zeit zu lassen. Zu einem Abschiedsritual gehören der Dank an das Ungeborene dafür, dass es gekommen ist, und das Loslassen in Liebe und Trauer. Vielleicht ist auch Vergeben und Verzeihen ein Teil des Rituals, vor allem dann, wenn es Ihnen schwerfällt, die Fehlgeburt zu akzeptieren. Manche Eltern pflanzen eine Rose in ihrem Garten oder setzen einen Baum.

Entsprechend können Sie auch rituell eine Kinderseele zu sich einladen. Es empfiehlt sich, dazu einen »Liebestempel« herzurichten. In diesen Tempel gehört alles, was für Sie selbst wichtig ist. Das können Gegenstände sein, die Ihnen heilig sind – Steine, Muscheln, Blumen. Vielleicht nehmen Sie für jedes der Elemente einen Gegenstand. Zum Beispiel eine gefüllte Wasserschale für das Wasser. Ein wenig rötliche Erde in einer weiteren Schale, eine Feder als Repräsentantin der Luft und Kerzen für das Feuerelement. Sie können mit farbigen Tüchern die Atmosphäre in Ihrem Liebestempel verändern. Rot, Rosa und Orange sind Farben, die mit Fruchtbarkeit und Sinnlichkeit in Verbindung stehen. Tantrische Übungen heben die Sexualität über das Körperliche hinaus und laden den Geist und die Seele ein, das Empfinden zu steigern und zu intensivieren. Es ist auch möglich, sich innerhalb eines Jahrestrainings für Paare – oder auch nur für Männer oder Frauen – seiner Weiblichkeit und Männlichkeit wieder bewusst zu werden und in der Gruppe gemeinsam kraftvolle Rituale zu begehen.

Die Menstruation ist eine Zeit erhöhter Empfindungsfähigkeit. Frauen können viel über ihre unbewusste Seite erfahren. Die monatliche Blutung kann Frauen erinnern, dass sie unmittelbar in den Naturkreislauf eingebunden sind. Jede Menstruation ist wie ein kleiner Tod, dem stets die Auferstehung folgt. Das Ende eines Zyklus und der Neuanfang sind unmittelbar verknüpft. Die Blutung ist wie eine weise Wunde, die immer wieder zu Neuem einlädt. Tragen Sie Ihre Monatsblutung in einen Mondkalender ein. In welchem Tierkreiszeichen liegt die Blutung? Welches Potenzial steckt in diesem Zeichen? Welche Begrenzungen hat es? Welche Eigenschaften wollen verstärkt werden in dieser Zeit? Welche Träume tauchen jetzt auf? Welche Träume haben Sie zur Eisprungzeit »besucht«. Welche Botschaften enthalten sie? Was tun die weiblichen Figuren in diesen Träumen? Wie verändern sie sich? All diese Beobachtungen können den Zugang zu Ihrer Innenwelt erleichtern und wichtige Informationen enthalten. Sie können aber vor allem eines: das Vertrauen in Ihren Körper und seine Weisheit stärken.

Familienaufstellungen

Eine weitere Methode, die im Zusammenhang mit einem unerfüllten Kinderwunsch nicht unerwähnt bleiben sollte, ist die Familienaufstellung. Diese Therapieform, die fast immer an ein bis zwei Tagen hintereinander, meist an einem Wochenende, in Gruppen durchgeführt wird, geht in ihrer ursprünglichen Form auf Bert Hellinger zurück. Als Begründer war er einigen seiner Schüler zu radikal. Dies führte dazu, dass sich inzwischen viele Familienaufsteller zwar an Hellinger und seiner Methode orientieren, aber in der Ausführung sanfter und differenzierter geworden sind. Wenn Sie sich für eine Familienaufstellung interessieren, sollten Sie sich vorher versichern, dass es die Möglichkeit gibt, in einem geschützten therapeutischen Rahmen die Ergebnisse zu verstehen, sie in Ruhe zu verarbeiten und zu integrieren. Sie sollten nach einem Wochenende mit intensiven Prozessen nicht allein mit Ihren Emotionen stehen, ohne empathisch und fachlich kompetent aufgefangen zu werden. Grundsätzlich können Sie auch eine individuelle Aufstellung in Einzelarbeit machen. Dann übernimmt der Therapeut oder die Therapeutin die ›Arbeit‹, und Sie können von außen zusehen und das Geschehen auf sich wirken lassen.

Die systemische Familientherapie geht davon aus, dass jedes Mitglied innerhalb einer Familie seinen Platz hat. Auch wenn Informationen nicht bekannt sind oder absichtlich verschwiegen werden, wirken sie und können verhindern, dass ein Familienmitglied seinen Platz findet. Familiengeheimnisse können auch die Erfüllung des Kinderwunsches verhindern. Dies gilt auch für künstlich gezeugte Kinder. Fremde Samenspender, Leihmütter oder auch eingepflanzte Mehrlinge erschüttern das gesamte Familiensystem. Die familiäre

Basis bestehend aus Eltern, Großeltern und Ahnen ist dadurch vollkommen außer Kraft gesetzt.

Eine Familienaufstellung läuft wie folgt ab: Wer für sich eine Frage klären will, bittet andere Gruppenmitglieder, sich als Stellvertreter für Mutter, Vater, Partner und Kinder aufstellen zu lassen. Der oder die Fragende ordnet die Personen im Raum entsprechend der Beziehung, die sie zueinander haben. Die Stellvertreter erklären, wie es ihnen an ihrem Platz in Bezug auf andere Personen geht. Erstaunlich ist, dass die Stellvertreter häufig dieselben Formulierungen benutzen oder Körperhaltungen einnehmen, die für die dargestellte Person charakteristisch sind. Die therapeutische Arbeit besteht darin, dafür zu sorgen, dass alle einen angemessenen Platz innerhalb des Familiengefüges finden. Es besteht auch die Möglichkeit, Begriffe wie »Widerstand«, »Geheimnis« oder »Hindernis« aufzustellen, um Informationen über Hintergründe zu erhalten.

Familienaufstellungen können eine sehr befreiende Wirkung haben. Die Methode ist besonders geeignet, wenn es darum geht, familiäre Prägungen oder Hintergründe zu verstehen. Nach dem Prinzip eines Mobiles profitieren alle Familienmitglieder, sobald ein Mitglied eine Aufstellung macht. Kinder, die nichts von der Aufstellung wissen, legen oft direkt ein anderes Verhalten an den Tag und auch in Paarbeziehungen können sich festgefahrene Muster überraschend leicht auflösen. Durch Familienaufstellungen können wir uns die Weisheit und Stärke unserer Ahnen und Vorfahren zunutze machen. Man kann hinter sich die Mutter, hinter ihr die Großmutter und dahinter die Urgroßmutter aufstellen und die Ahninnen zum Thema Kinderwunsch zu Wort kommen lassen. Welche unausgesprochenen Gesetze haben sich in der Familie fortgeschrieben? Welchen Auftrag haben wir zu erfüllen? »Dürfen« wir nach dem Wunsch unserer Vorfahren überhaupt Kinder bekommen? Gab es bereits einmal eine Fehlgeburt? Wenn ja, so lässt sich mit einer Familienaufstellung herausfinden, warum das Kind gegangen ist. Dies erleichtert die Eltern, die den Verlust erlitten haben. Eine Familienaufstellung bietet auch die Gelegenheit, nach einer Fehlgeburt bewusst Kontakt zu der göttlichen Kraft des Kindes herzustellen und sich von seiner Seele dankbar zu verabschieden. Erst wenn das von uns gegangene Kind, seinen ›guten‹ Platz in der Familie bekommen hat, ist wieder Raum für eine neue Schwangerschaft und für eine neue Seele. Für nachfolgende Kinder ist es wichtig zu wissen, dass sie zwar das erstgeborene, aber dennoch nicht das erste Kind ihrer Eltern sind.

Hypnotherapie

Die Hypnotherapie geht auf Milton Erickson (1901–1980) zurück. Sie kombiniert Hypnose mit anderen Therapieformen oder mit direktiver Gesprächsführung. Dies ist besonders effizient. Hypnotherapie kann helfen, wenn Ängste oder tief verwurzelte Glaubenssätze einer erfolgreichen Empfängnis im Wege stehen oder sich eine Schwangere große Sorgen um eine Fehlgeburt macht. Hypnotherapie unterstützt die Entspannung bei emotionalem Stress.

Hypnose setzt die bewusste – oft negative und problemorientierte – Wahrnehmung kurzfristig außer Kraft, und das unbewusste Wissen, das jeder Mensch in sich trägt, kann die Führung übernehmen. Sowohl in der hypnotischen Trance als auch im therapeutischen Gespräch ist es möglich, sich an positive Erlebnisse zu erinnern und diese Kräfte in der Gegenwart zu nutzen. Wir können innere Widerstände erkennen, sie uns bewusst machen und aus eigener Kraft Lösungen finden. Geschichten, eingestreute Suggestionen oder individuell zugeschnittene Metaphern helfen dabei. Sie vermitteln eine Botschaft oder dienen bei einer Entspannungsübung oder zu Beginn eines Gesprächs als Verstärkung.

Paula wünschte sich seit langem ein Kind und war bereits sehr verzweifelt. Ich arbeitete mit ihr gesprächstherapeutisch und setzte auch Elemente aus der Hypnotherapie ein. Paula »sah« sich mit dickem Bauch, sie »fühlte« sich hochschwanger und empfand dabei tiefe Glücksgefühle. Jahre später traf ich sie wieder – mit ihrem Sohn. Sie erzählte, dass die inneren Bilder und ihr Glücksgefühl sie bis zu ihrer Schwangerschaft und darüber hinaus getragen und begleitet hätten.

Weder Selbstheilung noch Beratung, Therapie oder Rituale sind ohne Elemente aus der Hypnose denkbar. Ein veränderter, fokussierter Bewusstseinszustand, wie er in jeder Tiefenentspannung oder durch Meditation erreicht wird, bewirkt Öffnung, Veränderung und Heilung. Deshalb empfiehlt sich diese Methode sowohl zur Unterstützung einer Empfängnis als auch während der Schwangerschaft und der Geburt. Es ist auch möglich, die Selbsthypnose zu trainieren. So können sich Schwangere selbst in Entspannungstrance bringen und mit eigenen, positiven Bildern arbeiten. Damit lassen sich Geburtsschmerzen reduzieren oder besser aushalten. Aber auch für eine positive Erwartungshaltung während einer Schwangerschaft ist die Methode sehr gut geeignet. Wenn Sie sich entscheiden, einen Therapeuten hinzuzuziehen, sollten Sie darauf achten, dass er bei der Milton-Erickson-Gesellschaft (MEG) eine Zusatzausbildung in Hypnose oder in Gesprächsführung absolviert hat.

Erfahrungsgemäß erhöht sich die Effizienz, je individueller die unterstützende Trance auf die persönlichen Lebensumstände zugeschnitten ist. Metaphern mit persönlichen positiven Begriffen oder individuell positiv besetzten Gefühlen können erstaunlich viel bewirken. In einem Ausbildungsseminar wurden für die Teilnehmer jeweils zwei persönliche Geschichten geschrieben. Sie wurden zeitgleich in das rechte und das linke Ohr vorgelesen, sodass letztlich nur Wortfetzen in die bewusste Wahrnehmung eindringen konnten. Die positive Wirkung war sofort körperlich als tiefe Entspannung, Ruhe und Zuversicht spürbar. Dieser Effekt hielt über Wochen an. Denn die beiden Kurzgeschichten basierten auf speziell für den jeweiligen Teilnehmer eruierten Kraftquellen und Ressourcen. Vertrauen, Zuversicht und Freude konnten so direkt ins Unterbewusstsein sinken.

Sexualität lebendig gestalten

Es ist banales Allgemeinwissen: Ohne Sexualität kann kein Kind auf natürlichem Weg gezeugt werden. Doch wir kennen tatsächlich Frauen, die sich sehnlichst ein Kind wünschen, aber wochenlang keine Sexualität leben, und wenn doch, dann nicht an den Tagen rund um den Eisprung. Noch einmal: Es geht nicht darum, Sex auf einen bestimmten Zeitpunkt hin zu datieren. Dies ist kontraproduktiv und kann schnell Stress bewirken. Lust lässt sich nicht erzwingen. Wichtig sind Hingabe, Liebe und der körperliche Austausch von Zärtlichkeiten. Sexualität soll mit Freude gepaart sein. Sex nach Stundenplan kann keinen Spaß machen. Es gibt Tage, da hat frau oder mann nur Lust auf Zärtlichkeiten, die nicht unbedingt in Geschlechtsverkehr enden müssen. Vielleicht führen diese wunderbar ziellosen und spontanen Zärtlichkeiten schließlich doch zum Sex – wie schön! Das muss aber nicht sein. Sex hat in unserer Gesellschaft hohe Bedeutung und ist mit hohen Ansprüchen verbunden. Dabei ist Sex eigentlich ganz einfach und natürlich.

Achten Sie auf die inneren »Saboteure«, wenn Sie immer wieder ausgerechnet zum Zeitpunkt des Eisprungs lustlos sind. Warum haben Sie keine Lust? Warum können Sie sich für Ihren Partner nicht öffnen oder spüren keinen Antrieb, entspannt Zärtlichkeiten auszutauschen und Sexualität zu leben? Ihr Körper gibt Ihnen wertvolle Hinweise. Dies können bohrende Kopfschmerzen sein oder Pilze im Genitalbereich, die das Zusammenkommen schmerzhaft machen, weil sie Brennen oder Juckreiz hervorrufen. Manche Frauen leiden an Kontaktblutungen infolge einer kleinen Entzündung am Muttermund. Außer beim Sex fallen diese Blutungen nicht weiter auf. Vielleicht verhindert mangelnde Feuchtigkeit den Geschlechtsverkehr? Männliche Impotenz kann, so betrachtet, ein Zeichen für einen ambivalenten Kinderwunsch oder andere unausgesprochene Dynamiken in der Beziehung sein. Fühlen Sie sich als Frau genügend gewürdigt, bewundert und geliebt? Zeigt Ihnen Ihr Partner sein Begehren und geht zärtlich mit Ihnen um? Vertrauen Sie einander, sodass Hingabe möglich wird, oder stehen alte Enttäuschungen zwischen Ihnen? Es lohnt sich herauszufinden, welche Themen in der Partnerschaft noch unbearbeitet sind. Sich hingeben, die Kontrolle aufgeben, sich von Lust treiben und sich fallen lassen, sich selbst und den Partner genießen, sind gute Voraussetzungen, ein erfülltes Sexualleben zu führen. Geben Sie der Natur eine Chance!

Homöopathie

Homöopathische Mittel wirken je nach Potenzierung körperlich, seelisch und energetisch. Von dem Arzt Samuel Hahnemann (1755–1843) begründet, erfreut sich diese hoch komplexe Therapieform in der breiten Öffentlichkeit einer hohen Akzeptanz. Die Zeitschrift *Der Naturarzt* berichtet von Umfragen, die belegen, dass achtzig Prozent der Bevölkerung die Homöopathie schätzen. Die wissenschaftliche Anerkennung ist allerdings noch immer umstritten, obwohl es längst Studien gibt, die ihre Wirksamkeit beweisen – auch und gerade bei der Behandlung von Unfruchtbarkeit. Es geht bei dieser Diskussion weniger um die Methode als um unterschiedliche Weltbilder.

Der wichtigste Grundsatz der Homöopathie steckt bereits im griechischen Ursprungswort:»Homoios« heißt»ähnlich«. Es ist die wohl wichtigste Regel der Homöopathie, dass Ähnliches mit Ähnlichem geheilt werden soll. Zur Heilung eines Krankheitsbildes wird jenes Mittel eingenommen, das bei einem Gesunden genau diese Symptome hervorruft. Stellen Sie sich einen Schnupfen vor: Wenn die Nase läuft und die Augen tränen, wird Allium cepa (die Küchenzwiebel) in homöopathischer Verdünnung eingenommen.

Um herauszufinden, welches der ca. 2000 verschiedenen Mittel infrage kommt, ordnet und systematisiert ein Homöopath die Symptome des Patienten, sucht sie in seinem Repertorium und gewichtet sie. Diese Arbeit nimmt mehrere Stunden in Anspruch.

Für die Urtinkturen werden alle Substanzen verarbeitet, die in der Natur vorkommen: Pflanzen, Mineralien, Tiere (Insekten, aber auch Schlangengifte), Metalle sowie auch Krankheitserreger, so genannte Nosoden. Die Mittel werden nach dem Hahnemann'schen Regelwerk, dem Organon, genau nach Anleitung verdünnt und auf bestimmte Weise verschüttelt. Ihre Wirksamkeit wird so mit jedem Schritt, jeder Potenz, erhöht.

Homöopathische Mittel aktivieren die Lebenskraft und die Selbstheilungskräfte der Patienten, und sie bewirken, dass der Organismus zu verstärkter Aktivität und Heilung angeregt wird. Dies hilft, körperliche und seelische Blockaden zu beseitigen, die möglicherweise bisher einer Schwangerschaft im Wege standen. Der genauen Erhebung der Krankengeschichte kommt in der Homöopathie eine besondere Bedeutung zu. Denn die Ursache, die zum Beispiel in einer lang zurückliegenden tiefen seelischen Kränkung liegen kann, muss ebenso erfasst werden, wie die körperlichen Symptome. Laien können sich gut eine homöopathische Hausapotheke zusammenstellen; die gezielte Behandlung zur Unterstützung einer Empfängnis gehört aber auf jeden Fall in die Hände eines erfahrenen Homöopathen. Die Heilpraktikerin und Homöopathin Katharina Krogbäumker aus Warendorf hat uns folgende Fälle aus ihrer Praxis berichtet:

Verena litt an faustgroßen Myomen der Gebärmutter, die operativ entfernt wurden. Ihr Arzt versetzte sie mit Hormonen künstlich in die Wechseljahre. Doch sie wünschte sich nach wie vor sehnlichst ein Kind. Verena hatte bereits drei Fehlgeburten in der sechsten und achten Schwangerschaftswoche hinter sich, die sie seelisch und körperlich sehr belasteten. Sie kam sehr angeschlagen in die homöopathische Praxis. Wir behandelten vor allem ihre Neigung zu Fehlgeburten. Nach vier Monaten wurde Verena wieder schwanger. Sie hatte riesige Angst vor einer erneuten Fehlgeburt, die wir erfolgreich bearbeiten konnten. Dennoch trat nach einiger Zeit ein leichtes Bluten auf. Die Gynäkologin stellte fest, dass sich ein Polyp am Muttermund gebildet hatte. Zur Beobachtung wies sie Verena in die Uniklinik ein. Zunächst erwogen die Ärzte, den Polypen zu operieren. Um das Kind nicht zu gefährden, sahen sie aber davon ab. Verena brachte einen gesunden Jungen zur Welt.

Homöopathie lässt sich auch erfolgreich zur Behandlung von Zeugungsunfähigkeit einsetzen:

Der sechsundzwanzigjährige Daniel litt an zu geringer Spermienzahl und zu wenig beweglichen Spermien. Beruflich hatte er sehr viel Stress. Sarah, seine fünfundzwanzigjährige Frau, war wegen Endometriose operiert. Das Paar hatte bereits drei ergebnislose ICSI-Versuche hinter sich. Nachdem Daniel vier Mal und Sarah sechs Mal homöopathisch behandelt worden war, wurde Sarah nach einer Zyklus-Fruchtbarkeitsmassage schwanger und gebar eine Tochter.

Die Diagnose des sechsunddreißigjährigen Peer lautete OAT (Oligo-, Astheno- und Kryptozoospermie). Dies bedeutet, die Beweglichkeit seiner viel zu wenigen Spermien war extrem eingeschränkt. Außerdem litt er an einer Schilddrüsenunterfunktion. Aus Sicht der Schulmedizin war die Erfüllung des Kinderwunsches völlig unrealistisch. Er kam mit Vanessa, seiner Frau, in die Praxis. Bereits nach der zweiten homöopathischen Behandlung wurde Vanessa trotz Peers Schilddrüsenunterfunktion schwanger.

In einem Dankesbrief schrieb Vanessa, ihr Mann habe durch das Gespräch und die homöopathische Behandlung wieder Hoffnung bekommen, trotz aller Probleme doch Vater werden zu können. Sie selbst habe sich erstmals getraut, über ein Leben ohne leibliche Kinder nachzudenken. Diesen Gedanken endlich zulassen zu können, war unendlich erleichternd. Interessanterweise wurde das Kind einen Tag nach der zweiten homöopathischen Behandlung gezeugt. »Wenn da mal kein Zusammenhang besteht ...«, meinte Vanessa.

Homöopathie setzt wie jede seriöse Therapie auf eine individuelle Behandlung. Dennoch gibt es einige typische Mittel zur Behandlung eines unerfüllten Kinderwunsches, die sich bewährt haben. Dazu gehören Pulsatilla und Cuprum. Langfristige Unterstützung erhalten Sie jedoch nur von einem erfahrenen Homöopathen.

Weitere Essenzen und Heilsysteme

Auch andere natürliche Heilsysteme eignen sich für Kinderwunschpatientinnen gut zur kurz- oder langfristigen Unterstützung. Einige Heilsysteme, die dem Bachblütensystem angelehnt sind, unterscheiden sich in der Anzahl der Essenzen und vor allem in der Herkunft der Blüten. Sie arbeiten ebenfalls mit energetischen Schwingungen, die zum Teil eingerieben oder in die Aura gefächelt werden oder über Energieübertragung ihre Wirkung entfalten. Die Therapie mit kalifornischen Blüten wurde von Barbara Luetgebrune, einer in Amerika lebenden Deutschen, entwickelt. Insgesamt zweiundsiebzig Blüten entfalten ihre Kraft durch die Einnahme oder im Körperkontakt. Ähnlich funktionieren die australischen Busch-Blüten. Sie sind nicht zu verwechseln mit den Living Essenzen, die ebenfalls aus Australien stammen. Achtundachtzig Essenzen aus der australischen Pflanzenwelt bieten dem professionellen Anwender ein breites Spektrum von Einsatzmöglichkeiten. Für Laien ist diese Methode aufgrund der Vielzahl der Blütenessenzen verwirrend, oft zu teuer und zu komplex. Wenn Sie mit Living Essenzen arbeiten wollen, lassen Sie sich am besten von einer Ärztin oder einem Heilpraktiker gezielt beraten.

Das Heilsystem Aura Soma wurde von Vicky Wall (1918–1991) entwickelt. Die Methode wird zur Harmonisierung von Körper, Seele und Geist eingesetzt. Kompetente Aura-Soma-Therapeuten erreichen auch tiefere Bereiche der Seele. Vielleicht kennen Sie die bunten Fläschchen, die jeweils zwei verschiedene Balance-Öle enthalten? Sie werden geschüttelt und die Öle werden direkt auf den Körper aufgetragen. Neben den Basis-Flaschen gibt es so genannte Pomander und Quintessenzen, die in die Handflächen gegeben und anschließend auf die Haut, zum Beispiel am Puls, aufgetragen werden. Man kann sie auch in die Aura einfächeln.

Auch ätherische Öle können Sie gezielt einsetzen. Aromatherapie wird von vielen Menschen im Alltag angewendet. In vielen Haushalten stehen Duftlampen oder Duftsteine und tragen zur Verbesserung der Wohnatmosphäre bei. Achten Sie beim Kauf der Öle darauf, dass Sie tatsächlich reine Pflanzenextrakte erwerben und keine synthetisch hergestellten Aromen. Der Preis ist ein zuverlässiger Indikator. Echte Essenzen sind nicht billig. Ätherische Öle wirken bei Verspannungen jeder Art. Bei inneren Verkrampfungen lassen sie ebenfalls sanft und nebenwirkungsfrei Ruhe einkehren, und die Gelassenheit kann zurückkehren. Bestimmte Öle oder Duftmischungen lassen sich bei Depressionen, zur Bewältigung von Resignation, Verbitterung oder unterdrückten Gefühlen einsetzen. Auch bei Schwangerschaftsbeschwerden und Problemen, die einer Schwangerschaft entgegenstehen, wie etwa sich ständig wiederholende Vaginalinfektionen, gibt es wirkungsvolle Rezepturen aus der Aromatherapie. Wenn Sie Therapieformen kombinieren, sollten Sie allerdings darauf achten, dass ätherische Öle die Wirksamkeit homöopathischer Mittel negativ beeinflussen können.

Sie können auch Tees einsetzen wie Schafgarbe, Beifuß, Frauenmantel, Mönchspfeffer oder den Storchschnabel-Tee, der sogar als Kindsmacher-Tee bezeichnet wird. Beide Partner sollten je eine Tasse über den Tag verteilt trinken und diese Kur zwei bis drei Monate lang durchführen. Bei drei Paaren aus meiner Praxis hat der Storchenschnabel-Tee geholfen. Die Inhaltsstoffe von Tees können direkt auf die Spermienqualität und -beweglichkeit einwirken, den Eisprung und einen regelmäßigen Zyklus begünstigen und psychische Anspannung lösen.

Auch die Traditionelle Chinesische Medizin setzt Tees und Kräuterwickel ein. Es gibt in vielen Städten inzwischen Ärzte und Heiler, die direkt aus China oder Tibet stammen, oder Fachleute, die vor Ort ausgebildet wurden, die diese hoch wirksame Therapiemethode anbieten.

Manchen Frauen hilft die Biblio-Therapie. Dies bedeutet, sorgsam ausgewählte Bücher oder Artikel zu lesen. Geschichten, die wie Parabeln eine Botschaft vermitteln, können Hoffnung schenken und Mut machen für einen erneuten Versuch, schwanger zu werden.

Darüber hinaus gibt es Nahrungsergänzungsmittel, mit denen Sie eine natürliche Empfängnis fördern können. Zink gehört dazu. Mit Vitamin C eingenommen erhöht es die Immunabwehr und soll die Chancen auf eine Empfängnis ebenso steigern, wie die Einnahme von Zink und Folsäure, die sich nach einer niederländischen Studie positiv auf die Spermienanzahl auswirkt. Auch eine Entgiftungskur und – wenn nötig – eine Amalgam-Sanierung können sich positiv auf die Zeugungs- und Empfängnisfähigkeit auswirken.

Mit Leib und Seele schwanger – ein Konzept von Michaela Röder-Bassenge[1]

Die Heilpraktikerin und Gestalttherapeutin Michaela Röder-Bassenge hat das bundesweite Beratungsnetz Kinderwunsch Deutschland (BkiD) im Jahr 2000 mitgegründet. Seit 1995 hat sie mit ihren und durch ihre Patientinnen und Patienten ein ganzheitliches Konzept entwickelt, wie Paare selbstbestimmt und eigenverantwortlich ihr Leben während der Kinderwunschphase gestalten und eine Schwangerschaft vorbereiten können. Das Konzept bezieht alle Lebensbereiche in die Beratung und Behandlung ein, die das Kind durch seine Ankunft verändern wird. Dabei begleitet die Therapeutin ihre Klienten individuell.

Viele Paare werden heute erst ab Mitte dreißig und später Eltern. Die spätere Elternschaft erfordert ein Umdenken, Abstand von alten Vorstellungen und wertfreie Informationen. Dies gilt vor allem für den Zeitraum, bis eine Schwangerschaft eintritt. Statistiken zeigen, dass am Ende der Kinderwunschphase, die ein bis drei Jahre dauern kann, nur drei bis neun Prozent aller Paare kein Kind bekommen haben.

Der Begriff »Schwangerschaftsvorbereitung« wird sich in den nächsten Jahren mit Selbstverständlichkeit füllen und durchsetzen, wenn sich dieses Umdenken eingestellt hat. Viele Paare haben im Alter zwischen zwanzig und dreißig Wege eingeschlagen, die sie zu persönlicher Reife geführt haben. Diese Eltern werden ihren Kindern weniger unbewusste Schwierigkeiten weitergeben. Sie können ihren Kindern andere Entwicklungschancen bieten.

Das ganzheitliche Konzept unterstützt die körperliche, emotionale und geistige Gesundheit von Mann und Frau, aber auch das Gelingen der Partnerschaft.

Das Konzept basiert auf drei Phasen, die fließend ineinander übergehen:

1 Dieses Kapitel haben Theresia Maria de Jong und Michaela Röder-Bassenge gemeinsam verfasst.

1. Ambivalenzphase

Der Kinderwunsch wird deutlich spürbar und vom Paar thematisiert. Berufliche Ziele sind erreicht oder jetzt nicht zu verwirklichen. Materiell und finanziell ist das Paar in der Regel abgesichert. Es verzichtet auf die konsequente Verhütung, und doch gibt es Zeiten, in denen beide lieber noch nicht schwanger werden.

Der präventive Charakter der Behandlung besteht in diesem Abschnitt darin, mit dem Wunsch nach »Familie-Sein« nicht in eine Lebens- und Beziehungskrise zu steuern. Für eine Generation, die mit den Idealen Selbstverwirklichung, Eigenständigkeit und Unabhängigkeit groß geworden ist, und für Frauen, die ihren Kinderwunsch erst um die dreißig verwirklichen wollen, reicht es nicht, die Verhütung wegzulassen. Eine Frau, die in diesem Lebensalter schwanger werden will, tut gut daran, sich umfassend zu informieren und den eigenen Körper wieder neu zu entdecken.

Zu den Grundvoraussetzungen gehören eine gynäkologische und endokrinologische (hormonelle) Untersuchung ebenso wie eine alternativmedizinische und zahnmedizinische Erfassung des Gesundheitszustandes beider Partner. Dies nimmt eine gewisse Zeit in Anspruch und braucht ein integratives Behandlungsmodell.

Vernünftigerweise sind zuerst die Männer gefragt. Oft zögern Männer, denn sie müssen sich der Auseinandersetzung mit ihrer Zeugungsfähigkeit stellen und befürchten, diese sage etwas über ihre Leidenschaft und Potenz aus. Der Schritt fällt Männern leichter, wenn sie erfahren, dass sich Frauen oft langwierige Untersuchungen und invasive Behandlungen sparen können, wenn ihre Männer zuerst ein Spermiogramm machen lassen. Männer haben in der Regel vor der »Kinderwunsch-Krise« noch nie Beratung für sich und ihre persönlichen Probleme in Anspruch genommen. Selbst mit guten Freunden sprechen sie selten über Intimes. Meist sind sie überrascht, wie sehr es sie entlastet, Gefühle auszusprechen und lange Verschwiegenes mit ihrer Partnerin klären zu können. Besonders hilfreich erleben die Männer Gespräche, wenn die Kinderlosigkeit »an ihnen liegt«. Wenn das Spermiogramm schlecht oder schwankend gut ist, sind die Männer aus Sicht der Medizin die Symptomträger und fühlen sich oft schuldig. Für jeden Mann ist Zeugungsunfähigkeit zunächst ein Schock. Wir alle wachsen mit der Vorstellung von körperlicher Unversehrtheit auf – und dazu gehört bei Männern die Zeugungsfähigkeit. Im Beratungsgespräch können die Partner herausfinden, wie sie mit sich und mit der entstehenden Paardynamik umgehen können. Sie können Methoden zur emotionalen Entlastung entwickeln. Wenn sie sich vorstellen können, über eine Samenspende zum Wunschkind zu kommen, ist eine Beratung unerläßlich, denn oft können die Partner die vielfältigen Auswirkungen nicht absehen. Vielleicht kommen Mann und Frau zu Einzelgesprächen, um individuelle Aspekte zu bearbeiten. Da die männliche Zeugungsfähigkeit aufgrund der Umweltbelastung stetig abnimmt, steht nun womöglich eine Analyse der Belastung des Mannes an.

Mit der Frau kann zeitgleich ein Zyklus-Monitoring abgestimmt werden. Ergänzend zu den Blutwerten kann die Möglichkeit einer Hormonbestimmung mit dem Speichel-Hormon-Test für beide Partner neue Aspekte liefern. Die Anamnese liefert Hinweise, ob Amalgam-Zahnfüllungen die Fruchtbarkeit beeinflussen oder Umweltbelastungen zuhause oder am Arbeitsplatz vorliegen. In einigen Fällen ist eine Zahnsanierung unumgänglich.

Bei diesem multiprofessionellen Ansatz steht das Beratungsgespräch im Zentrum der Behandlung. Neunzigminütige Paarsitzungen ermöglichen intensive Betreuung. Die Therapeutin kann die individuelle Belastung klären und Entlastung in einzelnen Lebensbereichen anregen. Nur wenn ohne Zeitdruck behandelt wird, werden versteckte Erschöpfungszustände und ihre Gründe sichtbar.

Es gilt der Grundsatz: Nur was individuell passt, können Paare im Alltag mit Gewinn für sich selbst umsetzen. Die Paare lernen, für ihr eigenes »Gesundheitsmanagement« genau hinzusehen. Sie stellen sich der Herausforderung, eine gute Beziehung zwischen Körper, Gefühlen und Geist zu schaffen. Dadurch findet der Körper oft von sich aus in eine neue Balance, die Medikamente mit vielen Nebenwirkungen überflüssig macht.

Die Therapeutin erstellt mit den Paaren einen Tagesablaufplan und

einen Wochenablaufplan. Seine Kriterien sind ausreichende Schlaf-
und Ruhephasen, genügend Bewegung, gesunde Ernährungs- und
Trinkgewohnheiten. Die gesündere Lebensführung bringt mehr
Lebensfreude. Entspannung und Gelassenheit wachsen. Dies kann
eine wichtige Grundlage dafür sein, bewusst und mit Freude einen
neuen Menschen ins gemeinsame Leben einzuladen.

Um sich nach mehreren fehlgeschlagenen IVF-Versuchen aus
Trauer und Erschöpfungszuständen zu befreien, haben sich die
Ordnungstherapie, Ernährungsheilkunde und die Bachblüten-
Therapie bewährt.

»In dieser Phase gibt es häufig regelrechte ›Aha-Erlebnisse‹ bei den
Paaren«, erzählt Michaela Röder-Bassenge. »Die Paare bringen die
Lösungen ihrer Konflikte und Probleme alle schon mit, ich baue
nur ab und zu Brücken zu ›ihrer Medizin‹. Das heißt, ich helfe in
Beziehung zu setzen, was in Beziehung gehört, und stehe mit dem
gesammelten Wissen und der Erfahrung der Jahre zur Verfügung«,
erklärt die Fachfrau.

Meist kommen Paare im Alter von etwa fünfunddreißig Jahren zur
Therapie, wenn sie ihre »biologische Uhr« immer lauter ticken hören.
Das Alter, meint Röder-Bassenge, habe nur eine begrenzte Aussage-
kraft über die Fähigkeit, ein Kind zu empfangen. Entscheidend sind
die körperliche und psychische Vitalität und die geistige Beweglichkeit. Dass sie selbst dafür viel tun können, gibt Paaren Vertrauen in
den eigenen Körper und in seine Kraft zurück. Die Therapeutin sucht
gemeinsam mit dem Paar nach seinen Stärken, die besonders in dieser Lebensphase gut gepflegt sein wollen.

Oft entsteht schon nach dem ersten Beratungstermin Entspannung. Bereits nach kurzer Zeit ist die Traurigkeit, wenn sich wieder
einmal eine Menstruation ankündigt, nicht mehr so groß, und es tut
nicht mehr so weh, auf den Bauch der Freundin und beim Einkaufen
in den fremden Kinderwagen zu gucken. Denn sich ohnmächtig zu
fühlen, macht den Kinderwunsch zur Krankheit.

2. Phase der Schwangerschaftsvorbereitung

Wie Paare in ihren Lebensbereichen Neuorientierung und Balance finden. Die Kunst des »inneren Nestbaus«; die schrittweise Integration von »Schwangerschaftsbewusstsein« in alle Lebensbereiche.

Ein unerfüllter Kinderwunsch berührt alle Lebensbereiche. Viele Frauen, aber auch eine beträchtliche Anzahl von Männern geben an, die Unfruchtbarkeit als schlimmste Krise im Leben empfunden zu haben. Wenn sich ein Paar ein Kind wünscht, sind meist bisherige Ziele verwirklicht – die Karriere läuft gut, das Haus ist gebaut. Doch das Wunschkind stellt sich nicht ein. Und nun?

Während der Phase, in der die medizinischen Ursachen der Kinderlosigkeit abgeklärt werden, können Unsicherheit und Ängste auftreten. Begleitend hilft die psychosoziale Beratung. Der ganzheitliche Ansatz des Konzepts von Michaela Röder-Bassenge hingegen bezieht auch spirituelle Fragen mit ein. Unbewusste religiöse und weltanschauliche Aspekte werden sichtbar. Darin liegt eine große Chance. Denn die Krise eröffnet die Möglichkeit, ein neues Verständnis für das Wesentliche im Leben zu entwickeln.

Die emotionale Auseinandersetzung mit Werten und Sehnsüchten ermöglicht den Paaren, den Körper als »Nest« für das kommende Leben zu verstehen und bereitzumachen. Dann bringen viele Menschen mit Kinderwunsch die Kraft für eine gesunde Lebensweise auf. Wer seinen Körper und dessen Sprache versteht, wird in die Lage versetzt, bisherige Grenzen des Bewusstseins zu überschreiten. Wer erkennt, dass er mit allem verbunden ist, erfährt Trost und Kraft.

Wenn die Ausgangssituation geklärt ist, Störfaktoren erkannt sind und ein neues Gleichgewicht im Leben eingetreten ist, dann haben die Paare bereits begonnen, dem Kind ein »inneres Nest« zu bauen. In dieser Zeit machen sich oft die ersten positiven Veränderungen im Hormonspiegel bemerkbar. Ohne Einsatz künstlicher Hormongaben hat der Körper einer gesunden Frau die Möglichkeit, sich neu einzupendeln. Hormonstörungen und damit verbundene Probleme der Eireifung sind – so Röder-Bassenge – meist ein Zeichen für einen gestörten Lebensrhythmus. Vereinfacht ausgedrückt heißt das: Ist der innere Lebensrhythmus im Gleichgewicht, »funktionieren« auch die Hormone wieder. Doch diese Veränderung braucht Geduld und Zeit.

Es gibt für jedes Symptom einen Grund. Wenn es nicht zur Einnistung kommt oder Frauen frühe Abgänge erleiden, hilft es meist nachzuforschen, wie gut die Bedingungen für das »Nest« tatsächlich sind. Die Weisheit des Körpers kann sich in einem erhöhten Prolaktinwert zeigen, der die Eizellreifung verhindert. Prolaktin ist die Vorstufe der Laktation, der Milchbildung, und kann als Symbol des Nährens angesehen werden. Bei vielen Patientinnen mit einem erhöhten Prolaktinwert stellt sich heraus, dass sie in ihrem Leben bereits andere »nähren«. Vielleicht versorgen sie ihre kranke Mutter? Vielleicht nimmt ihr Mann mit seinen kindlichen Seiten ihre Mütterlichkeit zu sehr in Anspruch? Vielleicht sind sie als Lehrerin oder Erzieherin für viele Kinder verantwortlich. Wo leben sie ihr mütterliches Potenzial bereits? Schützt die innere Weisheit ihres Körpers sie vor einer weiteren Mutterschaft, bei der sie sich womöglich zu stark verausgaben würden?

Diese Zusammenhänge sind faszinierend und gleichzeitig entlastend. Sie zeigen, dass die Frauen nicht »krank« sind, sondern weisen als körperliche Symptome einen Weg, um sich die Hürden auf dem Weg zum Wunschkind bewusst zu machen. Betroffene Paare können dann Schritte unternehmen, um solche Hindernisse zu beseitigen.

Der Wechselbad zwischen Hoffen und Bangen strengt Frauen und Männer gleichermaßen an, aber sie gehen unterschiedlich mit ihrer Verzweiflung um. Sexualtiät nach dem Kalender frustriert. Unlust stellt sich ein. Schlafschwierigkeiten, Gewichtsprobleme oder Suchtverhalten treten auf. Frauen suchen den Rat einer Freundin, Männer verschließen sich eher und scheuen davor zurück, das sensible Thema anzuprechen. Eine ganzheitliche Behandlung und Beratung bereits zu Beginn der Kinderwunsch-Phase schützt Paare vor vielen Enttäuschungen und Ratlosigkeit. Auch im Vorfeld einer reproduktionsmedizinischen Behandlung ist es wichtig, Vitalität und Wohlbefinden zu stärken.

In der Vorbereitungsphase wird besonders den Frauen ihr Ruhe-

und Entspannungsbedürfnis nach vielen beruflich anstrengenden Jahren bewusst. Frauen erkennen häufig, dass sie bislang kaum Zeit für sich selbst hatten. Emanzipation und Unabhängigkeit haben ihren Preis, und vielen Frauen fällt die Vorstellung, sich von ihrem Partner »ernähren zu lassen«, schwer. Es stellt ihre bisherige Lebensführung als moderne Frau in Frage. Wer sich auf seinen eigenen Lebensrhythmus besinnt, um schwanger zu werden, muss lieb gewordene Muster überprüfen und neue Wege gehen – gerade, wenn es nicht wie bei der Freundin funktioniert, die scheinbar problemlos schwanger wird und dann in Mutterschutz geht. Selbst finanziell abgesicherten Frauen fällt es schwer, sich ein Teilzeitarbeitsverhältnis oder gar ein Sabbatjahr zu gönnen. Aber auch der Partner merkt vielleicht, dass der berufliche Einsatz mehr kostet, als er zurückgibt, oder dass die Zeit zu Ende geht, in der er seine Kreativität nur im Beruf leben will. Manchmal entscheiden sich Paare bewusst, beruflich kürzer zu treten, um mehr Zeit für sich und ihre Beziehung zu haben.

Jedes Paar, das sich auf diesen Weg macht, verändert sich. Beide Partner entwickeln mehr Achtsamkeit und lernen, den natürlichen Rhythmus des Körpers wertzuschätzen. Durch ein gesteigertes körperliches und psychisches Wohlbefinden entwickeln sich Entspannung und Gleichmut, um im Augenblick zu leben. Sich an kleinen Dingen zu freuen und anderen Freude zu bereiten, lässt die Paare Abstand von quälenden Gedanken gewinnen und regt mentale Heilung an.

Rollenspiele versetzen Paare in die Lage, kränkende Fragen nach dem ausbleibenden Kindersegen zu parieren. Durch die Beratung entdecken die Männer und Frauen ihr kreatives Potenzial wieder. Sie erleben ihren Beruf als weniger belastend und fühlen sich insgesamt glücklicher und ausgeglichener.

Manche Paare entdecken in dieser Zeit, dass sie nicht ausschließlich einem eigenen Kind ihre Liebe geben wollen. Sie öffnen sich der Vorstellung, ein Pflegekind aufzunehmen oder eine Adoption zu beantragen. Andere realisieren, dass sie eine ganz andere Lebensaufgabe haben. Sie lassen den Gedanken zu, auch ohne ein Kind ein erfülltes Leben zu führen.

3. Phase der Empfängnis und Zeugung

Michaela Röder-Bassenge legt Wert auf die Unterscheidung beider Begriffe: Die Frau empfängt, der Mann zeugt. Sich diesen Unterschied klarzumachen, verändert das Bewusstsein. Die Paare lernen die Kraft zu zeugen und zu empfangen neu kennen und mit der »guten Hoffnung« zu leben.

Die Frau empfängt das neue Leben. In ihrer Gebärmutter nährt sie das gemeinsame Kind, trägt es und lässt es durch die Kraft ihres Körpers wachsen. Diese inneren Bilder müssen erst wieder aus dem Unterbewusstsein in das Bewusstsein jeder Frau aufsteigen. Der Mann zeugt. In der Beratung entdeckt er die Kraft, die in seinem »Ja« zu dieser Frau und zu diesem Kind liegt. Wenn er Zeugnis ablegt für seinen Wunsch, mit einem Kind zu leben, entlastet und stärkt er damit seine Partnerin. Der Mann trägt seinen Teil zum Nestbau bei, indem er seine Absicht erklärt, die Einheit von Mutter und Kind zu beschützen.

»Paare, bei denen es nicht gleich klappt mit dem Wunschkind, haben die Chance, bewusst ein Kind zu empfangen und zu zeugen. Es kann eine schöne und tiefe Paarerfahrung werden, im Liebesakt bewusst ein Kind einzuladen«, meint Michaela Röder-Bassenge. »Das ist eine ganz andere Erfahrung, als von einem Kind ›überrascht‹ zu werden.«

Um lustvolle Sexualität neu zu entdecken, sie von der Funktionalität zu lösen und die Liebe wieder miteinander zu genießen, brauchen Paare Zeit füreinander. Ein bewährtes Handwerkszeug für den heilsamen Rückzug ist das »Zwiegespräch« nach Michael Lukas Moeller und Celia Fatiá. Ein solches Zwiegespräch unterliegt festen Regeln, die beide Gesprächspartner entlasten. Das Ziel ist, sich besser in den anderen einfühlen zu lernen, die Beziehung dadurch wachsen zu lassen, sich selbst besser wahrzunehmen, Konflikte zu klären und sie durch die regelmäßige Praxis von Zwiegesprächen zu verhindern. Im Zwiegespräch entwickeln Paare Anziehung und gegenseitige Attraktivität wieder neu; ihre Erotik belebt sich auf wunderbare Weise.

Zwiegespräche sind ein Instrument der Beziehungspflege und entlasten vom Druck, wie er während einer Kinderwunsch-Behandlung auftreten kann. Paare, die sich entschließen, die Belastungen einer In-vitro-Fertilisation auf sich zu nehmen, werden auch darin von der Therapeutin unterstützt. Die professionelle Begleitung während der Punktion, des Transfer und der anschließenden Wartezeit ist besonders wichtig. Mit jedem Paar entwickelt Michaela Röder-Bassenge eigene Möglichkeiten, gut für sich zu sorgen und die Hilfe der Medizin annehmen zu können. In geführten Fantasiereisen und Meditationen leitet sie Paare an, zu dem neuen Leben Kontakt aufzunehmen und es im Gewahrsein ihrer Liebe zu halten, auch wenn es außerhalb des schützenden Körpers beginnt. Dies mindert die psychische Anspannung. Die Therapeutin unterstützt Paare darin, sich nach einem gelungenen Transfer das Gefühl zu gestatten, »guter Hoffnung zu sein«. Michaela Röder-Bassenge steht während dieser zwei Wochen in engem Kontakt mit ihren Klienten. Sie können sicher sein, nicht mit ihrem Schmerz und ihrer Trauer allein zu bleiben, wenn sich das Kind nicht einnistet. Dadurch gelingt es ihnen leichter, auch eine »enttäuschte Hoffnung« anzunehmen. Die Paare bringen den Zyklus auch innerlich zu Ende. Sie schließen diesen Versuch mit Achtung und Wertschätzung sich selbst und den Behandlerinnen gegenüber ab, ohne den Schmerz zu rasch mit einem neuen Behandlungszyklus überdecken zu wollen.

Viele Frauen werden während der Behandlungsphasen schwanger und bleiben zur Geburtsvorbereitung bei Michaela Röder-Bassenge. Die ganzheitliche Beratung schließt spirituelle innere Prozesse mit ein. Es besteht ein Unterschied zwischen Psyche und Seele: Die Psyche verarbeitet unsere Ängste. Sie kann Veränderungsprozesse einleiten, anstatt in Ohnmacht zu verharren. Die Seele ist das Wesentliche in uns. Sich ihr zu nähern, heißt, nicht alles in der Hand zu haben, aber darauf zu vertrauen, im Leben »geführt zu werden«.

Wenn wir uns den Alltag vergegenwärtigen, Ungleichgewichte erkennen und Prioritäten setzen lernen, kommen wir wieder in Balance. Wenn wir uns bewusst machen, dass Bereiche, die bereits wachsen und gedeihen, auch in Zukunft Pflege brauchen, kann es gelingen, die Kinderwunsch-Phase als eine Zeit der Rückbesinnung auf das Wesentliche zu verstehen – als einen spirituellen Weg.

Wenn nichts mehr geht: eine Auszeit nehmen

Immer wieder hört man davon, dass ein Drittel der Frauen mit Kinderwunsch in einer Behandlungspause, oder wenn sie innerlich Abschied von ihrem Traum genommen haben, doch noch schwanger werden. Wir kennen Anekdoten, dass Kinder kommen, sobald Paare das lange leer stehende Kinderzimmer in ein Ess- oder Arbeitszimmer umgewandelt haben. Paare, die sich zur Adoption entschließen, stehen plötzlich mit zwei Kindern da – einem leiblichen. Tatsächlich wissen wir von einer Familie, die Zwillinge adoptiert hatte und dann leibliche Drillinge bekam. Wissenschaftlich nachgewiesen werden konnte dieser Effekt allerdings bislang nicht.

Den Druck zu reduzieren, wirkt sich in jedem Fall positiv auf Zeugung und Empfängnis aus. Offenheit entsteht, die die Erfüllung des Kinderwunsches wahrscheinlicher macht. Der Gynäkologe und Psychotherapeut Peter Petersen meint, dass es einer Wunscherfüllung generell entgegenwirkt, etwas »unbedingt haben zu wollen«. Der Verzicht darauf, eine Schwangerschaft herbeizwingen zu wollen – ob bewusst oder unbewusst –, gibt Raum und Freiheit. Dann geht es nicht um ein – wie Petersen sagt – »manipulatives Herstellen«, sondern darum, dass sich das Kind von sich aus einstellen möge: »Wenn wir den Satz ›Das Kind kommt, ob und wann es will‹ ernst nehmen, so erfordert das den Verzicht darauf, den Zeitpunkt und die Tatsache seines Kommens innerlich festzulegen ... Diese Haltung gegenüber dem Zufall hat deshalb eine ganz entscheidende Bedeutung für die Kindesankunft, weil Kinder immer Teil unseres Schicksals sind. Wir können weder das Faktum überhaupt noch den Zeitpunkt ihrer Ankunft noch ihren Charakter herstellen, wir müssen es annehmen ob, wie und wann es uns zufällt.«

Biologisch ist das kaum zu beweisen. Kommt ein Kind eher in diese Welt – beziehungsweise zunächst in den Uterus seiner zukünftigen

Mutter –, wenn es nicht dazu »gezwungen« wird? Ist es nicht vielleicht sogar vermessen, das Geheimnis des Lebensanfangs durch wissenschaftliche Methoden messbar und beeinflussbar machen zu wollen? Der evangelische Theologe Dietrich Bonhoeffer sagte einmal: »Die Geheimnislosigkeit unseres Lebens ist unser Verfall und unsere Armut.« Es lohnt sich, darüber nachzudenken.

Anhang

Nachworte

Theresia Maria de Jong, Zetel, im April 2008:
Die Arbeit an diesem Buch hat mir wieder einmal gezeigt, wie wichtig die Anfänge des Lebens sind und welche weit reichenden Folgen sie für uns Menschen haben. Gerade die Schnittstellen zwischen Leben und Tod werden in unserer Kultur nicht genügend geschätzt und geachtet. Kinder ins Leben einzuladen bedeutet jedoch, sich mit genau diesen Fragen zu befassen. Die eigene Biografie, ja sogar die Familiengeschichte spielt mit hinein. Wenn Kinder zur Erde kommen, so tun sie das immer freiwillig. Sie suchen sich ihre Lebenssituation genauso aus, wie sie sich auch ihre Eltern auf einer höheren Ebene ausgesucht haben. Das entbindet Eltern jedoch nicht von Achtung und Liebe ihren Kindern gegenüber. Paare, die sich Kinder wünschen, haben eine sehr spannende Zeit vor sich. Sie sind aufgerufen, sich ihre möglichen Verletzungen anzuschauen, sie zu heilen und zu transformieren. Eltern, die unter Klärung ihrer eigenen Situation bewusst eine Seele zu sich einladen, haben die einmalige Chance, aus Wunden Perlen zu machen und so ihren zukünftigen Kindern den Weg zu bereiten.

Bedanken möchte ich mich bei Ilka-Maria, die mich nach einem Vortrag fragte, ob ich gemeinsam mit ihr ein Buch zum Thema Kinderwunsch schreiben wolle. In diesem Moment wusste ich, dass das Thema mich nicht so schnell loslassen würde. Ich staunte selbst darüber, dass ich spontan zusagte. Eigentlich hatte ich angenommen, das Thema sei für mich »durch«. Ich habe Artikel und ein Buch zu den Risiken der künstlichen Befruchtung geschrieben, werde zu Vorträgen eingeladen und dachte »Das war's«. Zwar hatte ich schon mit dem Gedanken gespielt, ein Buch zu schreiben, wie ein Kind auch auf natürlichem Wege kommen kann, aber der Zeitpunkt schien bisher nicht reif zu sein. Nun war er es offenbar. Und so gibt es nun dieses Buch, über das ich sehr glücklich bin. Danke Ilka-Maria für deine Inspiration, ohne dich wäre dieses Buch nicht entstanden! Ganz besonderen Dank – von uns beiden – auch an unsere wunderbare Lektorin Tullia Santin, die unsere Teile so trefflich und passend und mit großem Einfühlungsvermögen zusammengefügt hat. Und, nicht zu vergessen, ein herzlicher Dank an unsere Agentin Ingrid Anna Kleihues, die das Projekt von der Minute seiner Entstehung an mit viel Enthusiasmus begleitet hat.

Mein herzlicher Dank geht auch an Michaela Röder-Bassenge, deren Ansatz mir so gut gefällt. Danke Michaela für die Mitwirkung an »deinem« Kapitel. Ebenso herzlich danke ich auch Katharina Krogbäumker für ihre Fallbeschreibungen. Ihre »sanften Wege« haben schon vielen Paare den Weg ins Kinderzimmer gewiesen. Großen Dank auch an Barbara Trübner: Deine wegweisende Arbeit ist notwendig und sollte Schule machen! Ich danke aus tiefstem Herzen auch meinen beiden Söhnen, von denen ich vieles lernen durfte und wohl auch noch weiter lernen werde. Ohne euch wäre ich nicht die, die ich bin.

Wir hoffen sehr, mit diesem Buch Frauen, die sich ein Kind wünschen, Mut zu machen, sich auf sich selbst zu besinnen und ihrem eigenen Weg zu folgen.

Ilka-Maria Thurmann, Bad Vilbel, im April 2008:
Ich möchte mich vor allem bei Theresia für die überaus fruchtbare und positive Zusammenarbeit bedanken. Unsere Begegnung stand unter einem guten Stern. Es war eine Freude zu erleben, in welch kurzer Zeit sich die gemeinsame Idee unseres Buches bis zum Erscheinen umsetzen ließ. Ich bin davon überzeugt, dass sich die Leichtigkeit und das ›Fließen‹ auch in unserem Buch wiederfinden lässt.

Darüber hinaus bedanken wir uns bei Frau Ingrid Anna Kleihues, unserer Agentin, dafür, dass sie den richtigen Verlag gefunden hat, und für die fürsorgliche und stets ermunternde emotionale Unterstützung, die sie uns beiden immer wieder gab.

Ich danke Karlton Terry, der mir ein guter Lehrer war. Es ist sein Verdienst, dass er das Wissen der präkonzeptionellen Psychologie in seinem Embodiment-Zyklus zusammengefasst hat und in Theorie und Selbsterfahrung unterrichtet. Damit hat er mein Wissen um diesen elementaren Bereich erweitert und meine Arbeit sehr bereichert.

Ich möchte mich abschließend persönlich bei meinen Freundinnen, allen voran Dagmar, Michaela und Michaele für ihre positive Anteilnahme, die aufbauenden Worte und tatkräftige Hilfe in den letzten Monaten bedanken. Ich habe mich gut begleitet gefühlt. Und mein letzter und wichtigster Dank gilt meiner Tochter Svenja, die mich so viel lehrt und die Sonne meines Lebens ist.

Tipps zum Weiterlesen

Alberti, Bettina: *Die Seele fühlt von Anfang an.* Wie pränatale Erfahrungen unsere Beziehungsfähigkeit prägen. München: Kösel 2005.

Auhagen-Stephanos, Ute: *Wenn die Seele nein sagt.* Unfruchtbarkeit – Deutung, Hoffnung, Hilfe. München: Kösel 2002.

Kleinschmidt, Dorothee/Thorn, Petra/ Wischmann, Tewes (Hg.): *Kinderwunsch und professionelle Beratung.* Das Handbuch des Beratungsnetzwerkes Kinderwunsch Deutschland (BKiD). Stuttgart: Kohlhammer 2008.

Krüll, Marianne: *Die Geburt ist nicht der Anfang.* Die ersten Kapitel unseres Lebens – neu erzählt. Stuttgart: Klett-Cotta 1990.

Northrup, Christiane: *Frauenkörper, Frauenweisheit.* Wie Frauen ihre ursprüngliche Fähigkeit zur Selbstheilung wiederentdecken können. München: Zabert Sandmann 1998.

Röhrbein, Christiane: *Will ich wirklich ein Kind?* Von guten Gründen und verborgenen Wünschen. Heidelberg: mvg 2006.

Steinemann, Evelyne: *Der verlorene Zwilling.* Wie ein vorgeburtlicher Verlust unser Leben prägen kann. München: Kösel 2007.

Wischmann, Tewes/Stammer, Heike: *Der Traum vom eigenen Kind.* Psychologische Hilfen bei unerfülltem Kinderwunsch. Stuttgart: Kohlhammer 2001.

Zart, Birgit: *Gelassen durch die Kinderwunschzeit.* Loslassen lernen und empfangen. München: Ariston 2006.

Hilfreiche Adressen

Ausdrucksmalen und Heilbilder
Dagmar Linke
Harmstr. 58
24114 Kiel
Telefon: 04 31 / 6 00 46 32
Homepage: www.balsam-art.de

Bundesverband »Das frühgeborene Kind« e.V.
Speyerer Str. 5–7
60327 Frankfurt am Main
E-Mail: fiz@fruehgeborene.de
Homepage: www.fruehgeborene.de

Bund Deutscher Hebammen e.V. (BDH)
Geschäftsstelle:
Gartenstr. 26
76133 Karlsruhe
Postadresse:
Postfach 1724
76006 Karlsruhe
Telefon 07 21 / 9 81 89-0
Homepage: www.bdh.de
E-Mail: info@bdh.de

Bund freiberuflicher Hebammen Deutschlands e.V. (BfHD)
Kasseler Str. 1a
60486 Frankfurt
Telefon: 0 69 / 79 53 49 71
E-Mail: geschaeftsstelle@bfhd.de
Homepage: www.bfhd.de

Beratungsnetzwerk Kinderwunsch Deutschland (BKiD)
Dr. Petra Thorn (1. Vorsitzende)
Langener Str. 37
64546 Mörfelden
Telefon: 0 61 05 / 2 26 29
E-Mail: mail@pthorn.de
Homepage: www.bkid.de

Gesellschaft für Geburtsvorbereitung – Familienbildung und
Frauengesundheit – Bundesverband e.v. (GfG)
Ebersstr. 68
10827 Berlin
Telefon: 0 30 / 45 02 69 20
E-Mail: gfg@gfg-bv.de
Homepage: www.gfg-bv.de

Institut für Ambulante Regressionstherapie
Altenceller Weg 58
29331 Lachendorf bei Celle
E-Mail: amb-regressionstherapie@t-online.de
Homepage: www.ambulante-regressionstherapie.de

Institut für Lebenskunst & Tantra
Mehringdamm 32/34
10961 Berlin
Telefon: 0 30 / 25 29 87 00
E-Mail: info@tantra-in-berlin.de
Homepage: www.tantra-in-berlin.de

Internationale Studiengemeinschaft für Pränatale und
Perinatale Psychologie und Medizin (ISPPM)
Sekretariat
Friedhofweg 8
69118 Heidelberg
Telefon: 0 62 21 / 89 27 28
E-Mail: secretary@isppm.de
Homepage: www.isppm.de

Katharina Krogbäumker
Heilpraktikerin und Kinderwunsch-Begleitung
In der Lampen 1
48231 Warendorf
Telefon: 0 25 81 / 78 22 99
E-Mail: kontakt@sanftewege.de
Homepage: www.sanftewege.de

Liquid Sound Thermen
Toskana Therme Bad Schandau
Rudolf-Sendig-Str. 8a
01814 Bad Schandau
Telefon: 03 50 22 / 5 46 10
E-Mail: badschandau@toskana-therme.de
Homepage: www.liquid-sound.com

Liquid Sound Thermen
Toskana Therme Bad Sulza
Wunderwaldstr. 2a
99518 Bad Sulza
Telefon: 03 64 61 / 9 20 00
E-Mail: badsulza@toskana-therme.de
Homepage: www.liquid-sound.com

Milton H. Erickson Gesellschaft für
Klinische Hypnose e.V. (MEG)
Waisenhausstr. 55
80637 München
Telefon: 0 89 / 34 02 97 20
Homepage: www.meg-hypnose.de

Cornelia Miller
TARA – Zentrum für ganzheitliche Körper- und Energiearbeit
Narbenentstörung und hawaiianische Heil- und Energiearbeit
Jauchen 12a
87561 Oberstdorf
Telefon: 0 83 32 / 9 87 04 63
E-Mail: Romi-Romi@t-online.de
Homepage: www.tara-cm.com

Michaela Röder-Bassenge
Heilpraktikerin und Kinderwunsch-Begleitung
Am Römling 14
93047 Regensburg
Telefon: 09 41 / 56 28 88
E-Mail: heilpraxis@roeder-bassenge.de
Homepage: www.roeder-bassenge.de

Barbara Trübner
Hebamme und Narbenentstörung
Dietrich-Bonhoeffer-Str. 4
64846 Groß Zimmern
Telefon: 0 60 71 / 39 22 33
E-Mail: info@barbara-truebner.de
Homepage: www.barbara-truebner.de

Birgit Zart
Alte Gärtnerei 7
14641 Tremmen
Telefon: 03 32 / 3 38 31 05
E-Mail: biggi@Kinderwunschhilfe.de
Homepage: www.kinderwunschhilfe.de

Literaturverzeichnis

Ainsworth, Mary/Bowlby, John: *Frühe Bindung und kindliche Entwicklung.* München: Reinhardt 1995.

Alberti, Bettina: *Die Seele fühlt von Anfang an.* Wie pränatale Erfahrungen unsere Beziehungsfähigkeit prägen. München: Kösel 2005.

Amendt, Gerhard: *Der neue Klapperstorch.* Über künstliche Befruchtung, Samenspender, Leihmütter, Retortenzeugung. Die psychischen und sozialen Folgen der Reproduktionsmedizin. Herbstein: März 1986.

Andrews, Lori B.: *The Clone Age.* Adventures in the New World of Reproduktive Technology. New York: Henry Holt 1999.

Annas, George J: The Shadowlands – Secrets, Lies and Assisted Reproduction. In: *The New England Journal of Medicine.* Vol. 339, 1998, 935-939.

Britische IVF-Kliniken wollen weitere Embryonen als Zellspender zeugen. *Ärzte-Zeitung* 5.3.2002.

Auhagen-Stephanos, Ute: *Wenn die Seele nein sagt.* Unfruchtbarkeit – Deutung, Hoffnung, Hilfe. München: Kösel 2002.

Austermann, Alfred/Austermann, Bettina: *Das Drama im Mutterleib.* Der verlorene Zwilling. Berlin: Königsweg 2006.

Bach, Edward: *Blumen, die durch die Seele heilen.* Die wahre Ursache von Krankheit, Diagnose und Therapie. München: Hugendubel 1995.

Balkenohl, Manfred: *Gentechnologie und Humangenetik.* Ethische Orientierungen. Stein a. Rh.: Christiana 1989.

Barnao, Vasudeva/Barnao, Kadambii: *Living Essence.* Australiens Blütenessenzen für das 21. Jahrhundert. Bielefeld: Reise-Know-How 1998.

Battegay, Raymond/Rauchfleisch, Udo (Hrsg.): *Das Kind in seiner Welt.* Göttingen: Vandenhoeck & Ruprecht 1991.

Bauer, Dietrich/Hoffmeister, Max/Görg, Hartmut: *Gespräche mit Ungeborenen.* Kinder kündigen sich an. Stuttgart: Urachhaus 1988.

Beck-Gernsheim, Elisabeth: *Die Kinderfrage.* Frauen zwischen Kinderwunsch und Unabhängigkeit. München 1997.

Behrmann, Irene (Hrsg.): *Leben und Geburt.* Heidelberg: Mattes 2008.

Berg, Gieselind: *Der Wunsch nach einem gesunden Kind.* Vortrag auf dem Tutzinger Forum Bioethik 2001. www.ev.akademie-tutzing.de/doku/aktuell/upload/Kind.hat.

Bitschmann, Micha/Drähne, Anton (Hrsg.): *Homöopathie in der Frauenheilkunde:* Integrative Therapiekonzepte für Klinik und Praxis. München: Urban & Fischer 2007.

Blech, Jörg/Lakotta, Beate/Noack, Hans-Joachim: Babys auf Rezept. In: *Der Spiegel* 21.1.2002.

Blechschmidt, Erich: *Humanembryologie.* Prinzipien und Grundbegriffe. Stuttgart: Hippokrates 1974.

Blechschmidt, Erich: *Vom Ei zum Embryo*. Die Gestaltungskraft des menschlichen Keims. Frankfurt: Büchergilde Gutenberg 1969.

Böhm, Andrea: Im Land der Kindermacher. In: *Die Zeit* 07.06.2001.

Boseley, Sarah: Rules Eased on Designer Babies. In: *UK Guardian Unlimited* 13.12.2001.

Bowlby, John: *Bindung*. München: Heyne 1975.

Brähler, Elmar/Brähler, Christa: Psychische Probleme unfruchtbarer Paare. In: *psychomed* 4, 1992, 43-47.

Brähler, Elmar/Meyer, Annelene (Hrsg.): Psychologische Probleme in der Reproduktionsmedizin. In: *Jahrbuch der medizinischen Psychologie* Band 5. Berlin: Springer 1991.

Brähler, Elmar: Fruchtbarkeitsstörungen – Trends in der psychosomatischen Forschung. In: *Psychotherapie, Psychosomatik, Medizinische Psychologie* Band 43(8), August 1993.

Brähler, Elmar/Stöbel-Richter, Yve: Soziologische und sozialpsychologische Determinanten des generativen Verhaltens – Untersuchungen in Ost- und Westdeutschland. *Projektbericht der Universität Leipzig*.

Brähler, Elmar/Stöbel-Richter, Yve/Hauffe, Ulrike (Hrsg.): *Vom Stammbaum zur Stammzelle*. Reproduktionsmedizin, Pränataldiagnostik und menschlicher Rohstoff. Gießen: Psychosozial 2002.

Brennan, Barbara Ann: *Licht-Arbeit*. Das große Handbuch der Heilung mit körpereigenen Energiefeldern. München: Goldmann 1990.

Brennan, Barbara Ann: *Licht-Heilung*. Der Prozess der Genesung auf allen Ebenen von Körper, Gefühl und Geist. München: Goldmann 1994.

Bürgin, Dieter: Die pränatale Entwicklung. In: Battegay, Raymond/Rauchfleisch, Udo (Hrsg.): *Das Kind in seiner Welt*. Göttingen: Vandenhoeck & Ruprecht 1991.

Byrne, Rhonda: *The Secret*. Das Geheimnis. München: Goldmann 2007.

Callahan, Tamara L. et al: The Economic Impact of Multiple-Gestation Pregnancies and the Contribution of Assisted-Reproduction Techniques to Their Incidence. In: *New England Journal of Medicine*. Vol. 331, 1994, 244-249.

Collins, A. John: Reproductive Technology – The Price of Progress. In: *New England Journal of Medicine*. Vol. 331, 1995, 270-271.

Corea, Gena: *MutterMaschine*. Reproduktionstechnologien von der künstlichen Befruchtung zur künstlichen Gebärmutter. Berlin: Rotbuch 1986.

Dachverband der Frauengesundheitszentren in Deutschland e.V.: *Neue Entwicklungen in der Reproduktionsmedizin*. Frauengesundheitszentren befürchten negative Auswirkungen für Frauen. Pressemitteilung vom 10.6.2001.

de Jong, Theresia Maria: *Im Dialog mit dem Ungeborenen*. Petersberg: Via Vova 2004.

de Jong, Theresia Maria: Der weibliche Körper als Experimentierfeld. In: *Psychologie Heute Compact*, Sonderheft Frauen, Heft 2, 1998.

de Jong, Theresia Maria: In Zukunft wird es zwei Klassen von Embryonen geben. Interview mit Ingrid Schneider. In: *Psychologie Heute* 1/2002.

de Jong, Theresia Maria: Vielleicht klappt es beim nächsten Mal. In: *Psychologie Heute* 2/1995.

de Jong, Theresia Maria: Warum heute (noch) Kinder kriegen? Die Rolle von Kindern in der Erlebnisgesellschaft. In: *...und hätte die Liebe nicht.* Dokumentationsband zur Fachtagung »Sexualität und Familienplanung« des Familienreferats der Diözese Graz-Seckau. Graz 1999.

de Jong, Theresia Maria: Wo sollen die vielen Eizellen herkommen. Interview mit Sabine Riewenhern zur Stammzellforschung. In: *Psychologie Heute* 1/2002.

de Jong, Theresia Maria: *Babys aus dem Labor.* Segen oder Fluch? Weinheim: Beltz 2002.

de Jong, Theresia Maria/Kemmler, Gabriele: *Kaiserschnitt.* Wie Narben an Bauch und Seele heilen können. München: Kösel 2007.

de Jong, Theresia Maria: *Wie uns die Liebe durchs Leben trägt.* Von der Wandlungskraft eines Gefühls. Stuttgart: Kreuz 2008.

Dethlefsen, Thorwald/Dahlke, Rüdiger: *Krankheit als Weg.* Deutung und Bedeutung der Krankheitsbilder. München: Bertelsmann 1983.

Deutsches IVF Register 1997 bis 2004.

USA erlauben Adoption gefrorener Embryos. In: *Die Welt* 27.02.2001.

Dowrick, Stephanie/Grundberg, Sibyl (Hrsg.): *Will ich wirklich ein Kind?* Frauen erzählen. Reinbek: Rowohlt 1982.

Duden, Barbara: Die Gene im Kopf. Rede im Kongress-Zentrum Hamburg anlässlich einer Studie zu den Folgen von Gentechnologie und Reproduktionsmedizin. In: Kurmann, Margareta/Wegener, Hildburg (Hrsg.): *Sichtwechsel: Schwangerschaft und pränatale Diagnostik.* Texte, Materialien, Didaktik. Düsseldorf: Bundesverband f. Körper- und Mehrfachbehinderte 1999.

Duden, Barbara: *Der Frauenleib als öffentlicher Ort.* Vom Mißbrauch des Begriffs Leben. Hamburg: Luchterhand 1991.

Dychtwald, Ken: *Körperbewusstsein.* Eine Synthese der östlichen und westlichen Wege zur Selbst-Wahrnehmung, Gesundheit und persönlichem Wachstum. Essen: Synthesis 1981.

Emerson, William R.: *Behandlung von Geburtstraumata bei Säuglingen und Kindern.* Gesammelte Vorträge von W. Emerson. Heidelberg: ISPPM 2000.

Emerson, William R.: Das verletzliche Ungeborene. Behandlungstechniken und Forschungsergebnisse zu prä- und perinatalen Traumata bei Kindern. In: Harms, Thomas (Hrsg.): *Auf die Welt gekommen.* Die neuen Babytherapien. Berlin: Leutner 2000.

Emerson, William R.: Geburtstrauma. Psychische Auswirkungen geburtshilflicher Eingriffe. In: Janus, Ludwig/Haibach, Sigrun (Hrsg.): *Seelisches Erleben vor und während der Geburt.* Neu-Isenburg: LinguaMed 1997.

Emerson, William R.: Psychotherapy with children/Psychotherapie mit Kindern. In: Janus, Ludwig (Hrsg.): *Ergebnisse der pränatalen Psychologie.* Band 1. Heidelberg: Mattes 2004.

Erickson, Milton/Rossi, Ernest: *Hypnotherapie.* Aufbau, Beispiele, Forschungen. München: Pfeiffer 1993.

Ethics Committee of the American Society for Reproductive Medicine: Preconception gender selection for nonmedical reasons. In: *Fertility and Sterility.* Vol. 75(5), May 2001.

Faro, Marlene: *An heymlichen Orten.* Männer und der weibliche Unterleib. Eine etwas andere Geschichte der Gynäkologie. Leipzig: Reclam 2002.

Fedor-Freybergh, Peter G. (Hrsg.): *Pränatale und perinatale Psychologie und Medizin. Begegnung mit dem Ungeborenen.* Älvsjö, Schweden: Saphir 1987.

Fränznick, Monika: Verheißungen der Reproduktionsmedizin – Hoffnungen der Frauen In: Pichlhofer, Gabriele/Gen-ethisches Netzwerk (Hrsg.): *Grenzverschiebungen: Politische und ethische Aspekte der Fortpflanzungsmedizin.* Frankfurt: Mabuse 1999.

Friese, Karl-Heinz: Den Schmerz nicht einfach unterdrücken. Sanfte Reize lindern Beschwerden – Ähnliches wird mit Ähnlichem geheilt. In: *Der Naturarzt.* Zeitschrift für Naturheilkunde. Königstein/Ts: Access Marketing GmbH 1999.

Geisler, Linus: Kinder auf Bestellung. In: Graumann, Sigrid (Hrsg.): *Die Genkontroverse.* Freiburg: Herder 2001.

Geisler, Linus: Wieviel Fortschritt verträgt der Mensch? In: Emmrich, Michael (Hrsg.): *Im Zeitalter der Bio-Macht.* Frankfurt: Mabuse 2001.

Gen-ethisches Netzwerk/Pichlhofer, Gabriele (Hrsg.): *Grenzverschiebungen: Politische und ethische Aspekte der Fortpflanzungsmedizin.* Frankfurt: Mabuse 1999.

Gerhard, Ingrid et al: Homöopathie versus konventionelle Therapie bei weiblicher Unfruchtbarkeit: Zwischenbericht einer randomisierten Studie. In: *Forschende Komplementärmedizin.* Vol. 5, 1997, 262-269.

Gerhard, Ingrid et al: Homöopathische Behandlung bei weiblicher Unfruchtbarkeit. In: *Erfahrungsheilkunde* 9/1995.

Gerhard, Ingrid: Ganzheitliche Diagnostik und Therapie bei Infertilität. In: *Erfahrungsheilkunde* 3/1993.

Gerhard, Ingrid: Homöopathie versus Hormontherapie. In: *Therapiewoche* 43, 1993.

Gerhard, Ingrid: Homöopathische Therapie bei weiblichen Fertilitätsstörungen. In: *TW Gynäkologie* 6, 1993.

Gilligan, Stephen G.: *Therapeutische Trance.* Das Prinzip Kooperation in der Erickson'schen Hypnotherapie. Heidelberg: Auer 1995.

Glouberman, Dina: *Der Hund, die Möhre, der Samowar und das Fischerboot.* Die Heilkraft der inneren Bilder. München: Piper 1994.

Gordon, David: *Therapeutische Metaphern.* Paderborn: Junfermann 1992.

Graber, Gustav Hans (Hrsg.): *Pränatale Psychologie.* Die Erforschung pränataler Wahrnehmungen und Empfindungen. München: Kindler 1974.

Graber, Gustav Hans/Kruse, Friedrich: *Vorgeburtliches Seelenleben.* Naturwissenschaftliche Grundlagen, Anfänge der Erfahrungsbildung, Neurosenverhütung von der Zeugung an. München: Goldmann 1973.

Grabhorn, Lynn: *Aufwachen – Dein Leben wartet.* Die erstaunliche Macht der Gefühle. München: Goldmann 2004.

Graf, F.: Die Kränkung bei Staphisagria. In: *Allgemeine Homöopathische Zeitung* (AHZ) 5/1993.

Grinder, John/Bandler, Richard: *Therapie in Trance.* Hypnose: Kommunikation mit dem Unbewußten. Stuttgart: Klett-Cotta 1987.

Gross, Werner: *Was erlebt ein Kind im Mutterleib?* Ergebnisse und Folgerungen der pränatalen Psychologie. Freiburg: Herder 1982.

Grove, David J./Panzer, B.I.: *Das Trauma heilen.* Metaphern und Symbole in der Psychotherapie. Freiburg: VAK 1992.

Hack, Maureen et al: Outcomes in Young Adulthood for Very-Low-Birth-Weight Infants. In: *New England Journal of Medicine.* Vol. 346(3), Jan. 17, 2002, 149–157.

Hackl, Monnica: *Time Line.* Die neue Therapie zur Heilung von Traumata und körperlichen Beschwerden. München: Knaur 2004.

Haker, Hille: Präimplantationsdiagnostik und verantwortliche Elternschaft. In: Sigrid Graumann (Hrsg.): *Die Genkontroverse.* Freiburg: Herder 2001.

Hales, Dianne: *Warum haben Frauen so kleine Füße?* Wie die Forschung die Weiblichkeit definiert. Bergisch Gladbach: Lübbe 2001.

Hansen, Michèle et al: The Risk of Major Birth Defects after Intracytoplasmic Sperm Injection and in Vitro Fertilisation. In: *New England Journal of Medicine.* Vol. 346, March 2002, 725-730.

Harms, Thomas (Hrsg.): *Auf die Welt gekommen.* Die neuen Babytherapien. Berlin: Leutner 2000.

Häsing, Helga/Janus, Ludwig (Hrsg.): *Ungewollte Kinder.* Reinbek: Rowohlt 1994.

Hay, Louise L.: *Die Kraft einer Frau.* Der weibliche Weg zur Selbstheilung. München: Heyne 1997.

Hay, Louise: *Heile Deinen Körper.* Seelisch-geistige Gründe für körperliche Krankheit. Freiburg: Lüchow 1989.

Helle, Thomas: Direktive Gesprächsführung. In: Peter, Burkhard/Schmidt, Gunther (Hrsg.): *Erickson in Europa.* Europäische Ansätze der Ericksonschen Hypnose und Psychotherapie. Heidelberg: Auer 1992.

Helle, Thomas: *Hypnose für die Gesprächsführung.* Suggestive Methoden in Theorie und Praxis. Tübingen: Attempto 1990.

Herman, Judith Lewis: *Die Narben der Gewalt.* Traumatische Erfahrungen verstehen und überwinden. München: Kindler 1993.

Hetzel, Helmut: Eine Spermie wird gewinnen. In: *Die Welt* 15.1.2001.

Holderegger, Hans: *Der Umgang mit dem Trauma.* Stuttgart: Klett-Cotta 1993.

Hollweg, Wolfgang H.: *Von der Wahrheit, die frei macht.* Erfahrungen mit der Tiefenpsychologischen Basis-Therapie. Heidelberg: Mattes 1995.

Hollweg, Wolfgang/Rätz, B.: Pränatale und perinatale Wahrnehmungen und ihre

Folgen für gesunde und pathologische Entwicklungen des Kindes. In: ISPPM 5 (4), 1993.

Hölzle, C./Wiesing, U.: In-Vitro-Fertilisation. Ein umstrittenes Experiment. In: Brähler, E/Meyer, A. (Hrsg.): *Jahrbuch der medizinischen Psychologie*. Göttingen: Hogrefe 1991.

Hölzle, Ch: Lokalisiertes Leiden, Sterilitätskrise und Reproduktionsmedizin. In: *Psychosozial: Künstliche Befruchtung. Psychosomatische und ethische Aspekte.* 9/30 Oktober 1986, 21-32.

Hug, Doris: *Die Betroffenheit des ungeborenen Kindes*. Dissertation. Hamburg: Universität Hamburg 1990.

Hummel, Diana/Winkler, Ute: Reproduktionsmedizin: Die Technisierung der Mutterschaft. In: *Beiträge zur feministischen Theorie und Praxis* 38/1994.

Hüther, Gerald/Krens, Inge: *Das Geheimnis der ersten neun Monate*. Unsere frühesten Prägungen. Düsseldorf: Patmos 2005.

Hwang, Jiann-Loung et al: An acute psychiatric episode following transvaginal oocyte retrival: Case report. In: *Human reproduction*. Vol. 17(4), April 2002, 1124-1126.

Janaschek, Ulla: *Göttin der Gezeiten*. Die weibliche Kraft in Mond, Mythen und Märchen. Uhlstädt-Kirchhasel: Arun 2004.

Janov, Arthur: *Frühe Prägungen*. Frankfurt: Fischer 1984.

Janus, Ludwig (Hrsg.): *Die Psychoanalyse der vorgeburtlichen Lebenszeit und der Geburt*. Pfaffenweiler: Centaurus 1990.

Janus, Ludwig (Hrsg.): *Das Seelenleben des Ungeborenen – eine Wurzel unseres Unterbewußten*. Pfaffenweiler: Centaurus 1990.

Janus, Ludwig (Hrsg.): *Die psychohistorische Dynamik von Gewalt in Vergangenheit und Gegenwart*. Heidelberg: Textstudio Gross 1994.

Janus, Ludwig (Hrsg.): Pränatale Psychologie und Psychotherapie. In: *Ergebnisse der pränatalen Psychologie*, Band 1. Heidelberg: Mattes 2004.

Janus, Ludwig (Hrsg.): *Wie die Seele entsteht. Unser psychisches Leben vor und nach der Geburt*. München: DTV 1993.

Janus, Ludwig/Haibach, Sigrun (Hrsg.): *Seelisches Erleben vor und während der Geburt*. Neu-Isenburg: Linguamed 1997.

Janus, Ludwig: *Der Seelenraum des Ungeborenen*. Pränatale Psychologie und Therapie. Düsseldorf: Patmos 2000.

Judith, Anodea: *Wheels of Life*. A User's Guide to the Chakra System. St. Paul, Minnesota: Llewellyn 1989.

Kast, Verena: *Der schöpferische Sprung*. Vom therapeutischen Umgang mit Krisen. München: DTV 2000.

Klein, Nicolaus/Dahlke, Rüdiger: *Das senkrechte Weltbild*. Symbolisches Denken in astrologischen Grundprinzipien. München: Hugendubel 1983.

Kraus, Michael: *Einführung in die Aromatherapie*. Pfalzpaint: Simon & Wahl 1989.

Krause, Michael: Die Sectio caesarea – Indikationen, Morbidität und Mortalität. In: *Die Hebamme* 2, Juni 2000.

161

Krens, Inge/Krens, Hans (Hrsg.): *Grundlagen einer vorgeburtlichen Psychologie*. Göttingen: Vandenhoeck & Ruprecht 2005.

Krohn, Heike: Weibliche Eizellen als Rohstoff? In: *Die Welt* 26. 1. 2001.

Krüll, Marianne: *Die Geburt ist nicht der Anfang*. Die ersten Kapitel unseres Lebens – neu erzählt. Stuttgart: Klett-Cotta 1990.

Kruse, Friedrich: Vorgeburtliches Seelenleben – Forschung, Ergebnisse und Bedeutung für Entwicklungspsychologie und Psychotherapie. In: *Unser Seelenleben vor der Geburt und seine Auswirkungen im späteren Dasein*. Linz: Veritas 1977.

Laing, Ronald D.: *Die Stimme der Erfahrung*. Erfahrung, Wissenschaft und Psychiatrie. Köln: Kiepenheuer & Witsch 1983.

Lakotta, Beate: Drei sind einer zuviel. In: *Spiegel* 21.1.2002.

Lipton, Bruce H.: *Intelligente Zellen*. Wie Erfahrungen unsere Gene steuern. Burgrain: KOHA 2007.

Lorenz-Wallacher, Liz: *Schwangerschaft, Geburt und Hypnose*. Selbsthypnosetraining in der modernen Geburtsvorbereitung. Heidelberg: Carl-Auer-Systeme 2003.

Lothrop, Hannah: *Gute Hoffnung – jähes Ende*. München: Kösel 1996.

Luetgebrune, Barbara: *Handbuch der kalifornischen Blütentherapie*. Haldenwang: Ed. Schangrila 1987.

Lüpke, Hans von: Ungewolltes Wunschkind – bedrohtes Traumkind. Paradoxien des Kinderwunsches. In: Häsing, Helga/Janus, Ludwig (Hrsg.): »*Ungewollte Kinder*«. Reinbek: Rowohlt 1994.

Madejsky, Margret: Natürliche Hilfe bei unerfülltem Kinderwunsch. In: *Natürlich*, Juli 2004.

Maranto, Gina: *Designer-Babys*. Träume vom Menshen nach Maß. Stuttgart: Klett-Cotta 1998.

Matejcek, Z.: Die langfristige Entwicklung unerwünscht geborener Kinder. In: Teichmann, H. et al (Hrsg.): *Risikobewältigung in der lebenslangen psychischen Entwicklung*. Berlin: Verlag Gesundheit 1991.

Mauger, Benig: *Songs from the Womb*. Healing the wounded Mother. Cork, Irland: Colins Press 1998.

Maymon, R./Shulman, A.: Serial first- and second-trimester Down's syndrom screening tests among IVF-versus naturally-conceived singeltons. In: *Human Reproduction*. Vol. 17(4), April 2002, 1081-1085.

McTaggart, Lynne: *Das Nullpunkt-Feld*. Auf der Suche nach der kosmischen Ur-Energie. München: Goldmann 2007.

Minker, Margaret: *Mit Leib und Seele gesund*. Psychosomatik für Frauen. München: DTV 1997.

Mitchell, Allen, A.: Infertility Treatment – More Risks and Challenges. In: *New England Journal of Medicine*. Vol. 346, March 2002, 769-770.

Mohl, Alexa: *Der Zauberlehrling*. Das NLP Lern- und Übungsbuch. Paderborn: Junfermann 1993.

Nagy, Zsolt Peter et al: Novel use of laser to assist ICSI for patiens with fragile oocytes: a case report. In: *Reproductive BioMedicine online.* Vol. 4 (1), Jan./Feb. 2002.

Nave-Herz, Rosemarie: *Familie heute.* Wandel der Familienstrukturen und Folgen für die Erziehung. Darmstatt: Primus 1994.

Neuer-Miebach, Therese: Selektion im Reagenzglas. In: Emmrich, Michael (Hrsg.): *Im Zeitalter der Bio-Macht.* Frankfurt: Mabuse 2001.

Neumann, Peter et al: The Cost of a Successful Delivery with in Vitro Fertilisation. In: *New England Journal of Medicine.* Vol. 331(4), July 1994, 239-243.

Nidiaye, Safi: *Das Tao des Herzens.* Wie Sie Gefühle befreien. Berlin: Ullstein 2004.

Nilsson, Lennart: *Ein Kind entsteht.* Bilddokumentation über die Entwicklung des Lebens im Mutterleib. München: Mosaik 1995.

Noble, Elizabeth: *Primäre Bindungen.* Über den Einfluß pränataler Bindungen. Frankfurt: S. Fischer 1996.

Northrup, Christiane: *Frauenkörper, Frauenweisheit.* Wie Frauen ihre ursprüngliche Fähigkeit zur Selbstheilung wiederentdecken können. München: Zabert Sandmann 1998.

Nyssen, Friedhelm/Janus, Ludwig (Hrsg.): *Psychogenetische Geschichte der Kindheit.* Beiträge zur Psychohistorie der Eltern-Kind-Beziehung. Gießen: Psychosozial 1997.

Oblasser, Caroline: *Der Kaiserschnitt hat kein Gesicht.* Fotobuch, Wegweiser und Erfahrungsschatz aus Sicht von Müttern und geburtshilflichen Expertinnen. Salzburg: Riedenburg 2007.

Odent, Michel: *Geburt und Stillen.* Über die Natur elementarer Erfahrungen. München: Kösel 1994.

Odent, Michel: *Die sanfte Geburt.* Die Leboyer-Methode in der Praxis. München: Kösel 1997.

Olbricht, Ingrid: *Was Frauen krank macht.* Der Einfluß der Seele auf die Gesundheit der Frau. München: Kösel 1996.

Peter, Burkhard/Schmidt, Gunther (Hrsg.): *Erickson in Europa.* Europäische Ansätze der Ericksonschen Hypnose und Psychotherapie. Heidelberg: Auer 1992.

Petersen, Peter: *Retortenbefruchtung und Verantwortung.* Anthropologische, ethische und medizinische Aspekte neuerer Fruchtbarkeitstechnologien. Stuttgart: Urachhaus 1985.

Petry, Siegfried: *Erlebnisgedächtnis und posttraumatische Störungen.* Begleitetes Wiedererleben als Therapie. München: Pfeiffer 1996.

Puhl, Jan: Gen-ethische Grauzonen. In: *Die Woche* 2.2.2001.

Raben, Johann-Georg: *Bibliographie zur Primärtherapie, Pränatalen Psychologie und Transpersonalen Psychologie.* Veldhausen: Selbstverlag 1990.

Rascovsky, Arnaldo (Hrsg.): *Die vorgeburtliche Entwicklung.* Psychoanalytische Untersuchungen zur pränatalen Psychologie. München: Kindler 1978.

Renz, Monika: *Zwischen Urangst und Urvertrauen.* Therapie früher Störungen über Musik-, Symbol- und spirituelle Erfahrungen. Paderborn: Junfermann 1996.

Revenstorf, Dirk/Peter, Burkhard (Hrsg.): *Hypnose in Psychotherapie, Psychosomatik und Medizin.* Manual für die Praxis. Berlin: Springer 2001.

Richardson, Diana: *Zeit für Weiblichkeit.* Der tantrische Orgasmus der Frau. Köln: Innenwelt 2006.

Richter, Eva A.: Symposium in der Kaiserin-Friedrich-Stiftung: Solidarität mit den ›fortpflanzungswilligen Schichten‹. In: *Deutsches Ärzteblatt* 99(9), 1. 3. 2002.

Riegel, Klaus et al: *Die Entwicklung gefährdet geborener Kinder bis zum fünften Lebensjahr.* Stuttgart: Thieme 1995.

Riewenherm, Sabine: *Die Wunschkindergeneration.* Basiswissen zur Fortpflanzungsmedizin. Berlin: Orlanda 2001.

Röhrbein, Christiane: *Will ich wirklich ein Kind?* Von guten Gründen und verborgenen Wünschen. Heidelberg: MVG 2006.

Rottmann, G.: Untersuchungen über Einstellungen zur Schwangerschaft und zur fötalen Entwicklung. In: Graber, Gustav Hans (Hrsg.): *Pränatale Psychologie. Die Erforschung pränataler Wahrnehmungen und Empfindungen.* München: Kindler 1974.

Saint John, Robert: *Metamorphose.* Die pränatale Therapie. – Essen: Synthesis 1984.

Scheffer, Mechthild: *Die Original Bach-Blüten-Therapie: Lehrbuch.* München: Hugendubel 1993.

Scheffer, Mechthild: *Bach-Blüten-Therapie.* Theorie und Praxis – für die Arzt- und Naturheilpraxis –. Stuttgart: Jungjohann 1996.

Scheffer, Mechthild: *Der Weg zur seelischen Harmonie.* Hamburg: Institut für Bach-Blüten-Therapie 2002.

Scheffer, Mechthild: *Die Original Bach-Blüten-Therapie.* Das gesamte theoretische und praktische Bach-Blütenwissen. München: Hugendubel 2000.

Schindele, Eva: Weibliche Lebensentwürfe im Kontext von Fortflanzungsmedizin und Pränataldiagnostik. In: Graumann, Sigrid (Hrsg.): *Die Genkontroverse.* Freiburg: Herder 2001.

Schindele, Eva: *Gläserne Gebär-Mütter.* Vorgeburtliche Diagnostik – Fluch oder Segen. Frankfurt: S. Fischer 1990.

Schmidt, Peter/Wischmann, Tewes/Gerhard, Ingrid: Partnerbeziehung bei unerfülltem Kinderwunsch. In: *Zeitschrift für Medizinische Psychologie* 2/1994.

Schmitz-Köster, Dorothee: *Frauen ohne Kinder.* Motive, Konflikte, Argumente. Reinbek: Rowohlt 1988.

Schneider, Ingrid: Gestern war heute noch morgen. Verheißungen von Reprogenetik und Embryonenforschung. In: Informationsdienst der Bundeszentrale für gesundheitliche Aufklärung: *Forum Sexualaufklärung und Familienplanung.* Heft 1,2, 2000, 28-35.

Schneider, Ingrid: Überzählig sein und überzählig machen von Embryonen: die Stammzellforschung als Transformation einer Kinderwunscherfüllungs-Technologie. In: Brähler, Elmar/Stöbel-Richter, Yve/Hauffe, Ulrike (Hrsg.): *Vom Stammbaum zur Stammzelle – Reproduktionsmedizin, Pränataldiagnostik und menschlicher Rohstoff.* Gießen: Psychosozial 2002.

Schroyens, Frederik (Hrsg.): *Synthesis.* Repertorium homoeopathicum syntheticum. Greifenberg: Hahnemann Institut für homöopathische Dokumentation 1995.

Schücking, Beate Prof. Dr.: *Interventionsraten in deutschen Kliniken.* Statistik 2005, erhoben von der Universität Osnabrück. Vortrag auf der 1. Kaiserschnitt-Netzwerk-Tagung in Düsseldorf im Juni 2006.

Schücking, Beate: Schwangerenvorsorge und Reproduktionsmedizin – ein gesundheitswissenschaftlicher Diskurs über medizinische und politische Konzepte. In: *Dokumentation der Tagung der Akademie Tutzing im Feb. 1999 in Kooperation mit der ZGF (Bremische Zentralstelle für die Verwirklichung der Gleichberechtigung der Frau).* Bremen 2000.

Sills, Franklyn: *Energie-Arbeit.* Mit Polarity-Massage den körpereigenen Energiefluß stimulieren, Energiezentren anregen, Blockaden und Stauungen auflösen. München: Goldmann 1989.

Sorg, Brigitte/Fränznick, Monika: Frauen in der Reproduktionsmedizin: Hoffnungen – Entscheidungszwänge – Behandlungsspiralen. In: Brähler, Elmar/Stöbel-Richter, Yve/Hauffe, Ulrike (Hrsg.): *Vom Stammbaum zur Stammzelle.* Reproduktionsmedizin, Pränataldiagnostik und menschlicher Rohstoff. Gießen: Psychosozial 2002.

Spaemann, Robert: Gezeugt, nicht gemacht. In: *Die Zeit* 4/2001. http://www.zeit.de/2001/04/200104_klon.xml.

Spiegel Online. Gesundes Baby trotz neun Jahren Tiefkühlfach 16.1.2001. http://www.spiegel.de/wissenschaft/mensch/0,1518,112595,00.html.

Spiewak, Martin: Leiden an der guten Hoffnung. In: *Die ZEIT* 19.12.2001.

Spiewak, Martin/Wüsthof, Achim: Die stille Selektion. In: *Die Zeit* 29.12.1999.

Spiewak, Martin: *Wie weit gehen wir für ein Kind?* Frankfurt: Eichborn 2002.

Stadelmann, Ingeborg: *Aromatherapie von der Schwangerschaft bis zur Stillzeit.* Ermengerst: Stadelmann 2005.

Stadelmann, Ingeborg: *Die Hebammen-Sprechstunde.* Ermengerst: Stadelmann 2006.

Standhartinger, Sandra: Pestizide gefährden männliche Fruchtbarkeit. In: *pte* 27.7.2001.

Standhartinger, Sandra: Retortenbaby soll seine Schwester retten. In: *pte* 16.10.2001.

Standhartinger, Sandra: Tiefgekühlter Eierstock erfolgreich transplantiert. Ratten Ovarien im aufgetauten Zustand nicht voll leistungsfähig, aber funktionstüchtig. In: *pte* 25.1.2002.

Steinemann, Evelyne: *Der verlorene Zwilling.* Wie ein vorgeburtlicher Verlust unser Leben prägen kann. München: Kösel 2007.

Stern, Daniel N.: *Tagebuch eines Babys.* Was ein Kind sieht, spürt, fühlt und denkt. München: Piper 1991.

Stöbel-Richter, Yve et al: Pro und Contra Kind: Kinderwunschmotive in Ost- und Westdeutschland 1996 und 1999 im Vergleich. In: *Reproduktionsmedizin* 17, 103–107.

Strauß, Bernhard et al: Die In-vitro-Fertilisation im Rückblick: Subjektives Erleben und psychische Folgen im Urteil betroffener Paare. In: Brähler, E./ Meyer, A. (Hrsg.): *Psychologische Probleme in der Reproduktionsmedizin.* Jahrbuch der medizinischen Psychologie, Band 5. Heidelberg/Berlin: Springer 1991.

Strauß, Bernhard/Ulrich-Fehlau, P: Patientenaufklärung im Rahmen der IVF/ET-Behandlung. In: *Fertilität* 10, 1994, 48-53.

Strauß, Bernhard et al: Psychologische Merkmale bei spezifischen Sterilitätsdiagnosen. In: *Fertilität* 7, 1991, 101-109.

Strauß, Bernhard et al: Psychosomatik in der Reproduktionsmedizin. In: *Reproduktionsmedizin* 16 (5), 2000, 326-331.

Strauß, Bernhard: Psychologische Aspekte der Sterilität und ihrer Behandlung. In: *psychomed* 1, 1989, 236-239.

Strauß, Bernhard: *Psychosomatik der Sterilität und der Sterilitätsbehandlung.* Stuttgart: Enke 1991.

Dunham, Carol et al: *Mamatoto.* Geheimnis Geburt. Köln: VGS 1992.

Teichmann, H. et al (Hrsg.): *Risikobewältigung in der lebenslangen psychischen Entwicklung.* Berlin: Verlag Gesundheit 1991.

Terr, Lenore: *Schreckliches Vergessen, heilsames Erinnern.* Traumatische Erfahrungen drängen ans Licht. München: Droemer Knaur 1997.

Terry, Karlton: Observations in Treatment of Children Conceived by In Vitro Fertilization / Beobachtungen im psychotherapeutischen Umgang mit IVF-Babys. In: Janus, Ludwig (Hrsg.): *Ergebnisse der pränatalen Psychologie*, Band 1. Heidelberg: Mattes 2004.

Terry, Karlton: *The Sperm Journey: five Biological Stages and some Psychological Correlates.* Santa Maria la Ribera, Mexico: edicolibri 2005.

Terry, Karlton: *The Egg-Journey: biological stages and some psychological consequences.* Santa Maria la Ribera, Mexico: edicolibri 2005.

Thaele, Michael: Psychologie und Technologie kombinieren. Musterpraxis Reproduktionsmedizin. In: *TW Gynäkologie* 10, 1997, 219-221.

Thurmann, Ilka-Maria: Zu zweit unerwünscht – wie die Angst vor Verlust ausheilen kann. In: Behrmann, Irene (Hrsg.): *Leben und Geburt.* Heidelberg: Mattes 2008.

Thurmann, Ilka-Maria: *Bach-Blüten in der Geburtshilfe.* Ein Kompendium für Hebammen. Frankfurt: Mabuse 2005.

Thurmann, Ilka-Maria: Psychologische Schwangerenbegleitung und Babytherapie in der Praxis. In: Janus, Ludwig (Hrsg.): *Ergebnisse der pränatalen Psychologie*, Band 1. Heidelberg: Mattes 2004.

Tietze, Henry: *Botschaften aus dem Mutterleib*. Pränatale Eindrücke und deren Folgen. München: Knaur 1984.

Tolmein, Oliver: Ein Recht auf fehlerfreie Babys? In: *GID* 125/126, April 1998.

Tomatis, Alfred: *Der Klang des Universums*. Vielfalt und Magie der Töne. Düsseldorf: Artemis & Winkler 1997.

Tomatis, Alfred: *Der Klang des Lebens*. Vorgeburtliche Kommunikation – die Anfänge der seelischen Entwicklung. Reinbek: Rowohlt 1987.

Tubert, Silvia: Die Forderung nach einem Kind und der Wunsch, Mutter zu sein. In: *Psyche* 7, 1994.

Ulrich, Dagmar et al: Psychosomatische Aspekte von Fertilitätsstörungen. In: Appelt, H./Strauß, B. (Hrsg.): *Psychoendokrionologische Gynäkologie*, Stuttgart: Enke 1988.

Van Steiteghem, André: Outcome of Assisted Reproductive Technology. In: *New England Journal of Medicine* Vol. 338(3) Januar 1998, 194-195.

Vogel, Berndt: *Lebensraum Musik*. Therapeutische Arbeit mit schwerstbehinderten Kindern und Jugendlichen im Pränatalraum. Stuttgart: G. Fischer 1991.

Vornfeld, B./Strauß, Bernhard: Psychosomatische Aspekte der Sterilitätsbehandlung. In: *TW Gynäkologie* 5, 1992, 353-360.

Wall, Vicky: *Das Wunder der Farbheilung und die Geschichte eines Lebens*. Frankfurt: Sternenprinz 1994.

Weeks, Nora: *Edward Bach: Entdecker der Bach-Blüten-Therapie*. München: Hugendubel 1993.

Weitlaner, Wolfgang: Geschlechtsbestimmung vor Zeugung möglich. In: *pte* 10.10.2001.

White, Ian: *Australische Bush-Blüten-Essenzen*. Rückstetten: Laredo 2006.

Wichterich, Christa (Hrsg.): *Menschen nach Maß*. Bevölkerungspolitik in Nord und Süd. Göttingen: Lamuv 1994.

Wilheim, Joanna: *Unterwegs zur Geburt*. Eine Brücke zwischen dem Biologischen und dem Psychischen. Heidelberg: Mattes 1995.

Winkler, Ute: *Der unerfüllte Kinderwunsch*. Ein Ratgeber für kinderlose Paare. München: Beck 1994.

Wischmann, Tewes: *Psychologische Beratung bei unerfülltem Kinderwunsch*. www.familienhandbuch.de.

Wischmann, Tewes/Stammer, Heike: *Der Traum vom eigenen Kind*. Psychologische Hilfen bei unerfülltem Kinderwunsch. Stuttgart: Kohlhammer 2001.

Zart, Birgit: *Gelassen durch die Kinderwunschzeit*. Loslassen lernen und empfangen. München: Ariston 2006.

Zart, Birgit: *Babygeflüster*. Eine Gebrauchsanweisung für die Kinderwunschzeit. Norderstedt: Books on Demand 2005.

Zimmer, Katharina: *Das Leben vor dem Leben*. Die seelische und körperliche Entwicklung im Mutterleib. München: Kösel 1984.